Rahel Sutter

Evidenzbasierte Musiktherapie bei Behavioural and Psychological Symptoms of Dementia (BPSD)

Wirkung und klinische Anwendung von aktiven und rezeptiven Vorgehensweisen

1. Auflage

Herausgeber:
Dr. Annkathrin Pöpel, Dr. med. Fachärztin für Psychiatrie, Psychotherapie und Neurologie, Dipl. Musiktherapeutin FH
Dr. sc. mus. Sandra Lutz Hochreutener, Musiktherapeutin SFMT; Psychotherapeutin ASP/VOPT
Beate Roelcke, Dipl.-Musiktherapeutin FH, Klinische Musiktherapeutin MAS, SFMT

ELSEVIER
URBAN & FISCHER
URBAN & FISCHER München

Zuschriften an:
Elsevier GmbH, Urban & Fischer Verlag, Hackerbrücke 6, 80335 München

Wichtiger Hinweis für den Benutzer
Die Erkenntnisse in der Medizin unterliegen laufendem Wandel durch Forschung und klinische Erfahrungen. Herausgeber und Autoren dieses Werkes haben große Sorgfalt darauf verwendet, dass die in diesem Werk gemachten therapeutischen Angaben (insbesondere hinsichtlich Indikation, Dosierung und unerwünschter Wirkungen) dem derzeitigen Wissensstand entsprechen. Das entbindet den Nutzer dieses Werkes aber nicht von der Verpflichtung, anhand weiterer schriftlicher Informationsquellen zu überprüfen, ob die dort gemachten Angaben von denen in diesem Werk abweichen und seine Verordnung in eigener Verantwortung zu treffen.
Für die Vollständigkeit und Auswahl der aufgeführten Medikamente übernimmt der Verlag keine Gewähr.
Geschützte Warennamen (Warenzeichen) werden in der Regel besonders kenntlich gemacht (®). Aus dem Fehlen eines solchen Hinweises kann jedoch nicht automatisch geschlossen werden, dass es sich um einen freien Warennamen handelt.

Bibliografische Information der Deutschen Nationalbibliothek
Die Deutsche Nationalbibliothek verzeichnet diese Publikation in der Deutschen Nationalbibliografie; detaillierte bibliografische Daten sind im Internet über http://www.d-nb.de/ abrufbar.

15 16 17 18 19 5 4 3 2 1

Dieses Buch enthält auch Links auf externe Webseiten Dritter. Auf die Inhalte dieser Webseiten haben wir keinen Einfluss, da es sich nicht um unsere eigenen Inhalte handelt. Für die Richtigkeit der über die Links erreichbaren Inhalte ist der jeweilige Anbieter verantwortlich. Wir übernehmen daher keine Garantie für deren Richtigkeit, Vollständigkeit und Aktualität. Eine Überprüfung der Inhalte der von uns verlinkten externen Seiten ohne tatsächliche und konkrete Anhaltspunkte für einen Rechtsverstoß leisten wir nicht. Falls uns aber entsprechende Hinweise bekannt werden, werden wir unverzüglich eine Überprüfung, soweit möglich, einleiten und die dabei erzielten Ergebnisse bei Neuauflagen berücksichtigen.

Um den Textfluss nicht zu stören, wurde bei Patienten und Berufsbezeichnungen die grammatikalisch maskuline Form gewählt. Selbstverständlich sind in diesen Fällen immer Frauen und Männer gemeint.

Planung und Lektorat: Alexandra Frntic, Ulrike Kriegel
Herstellung: Elisabeth Märtz
Satz: abavo GmbH, Buchloe/Deutschland; TnQ, Chennai/Indien
Druck und Bindung: Printforce, Alphen/NL
Umschlaggestaltung: Spiesz Design, Neu-Ulm

ISBN Print 978-3-437-31683-8
ISBN e-Book 978-3-437-31682-1

Aktuelle Informationen finden Sie im Internet unter **www.elsevier.de** und **www.elsevier.com**

Vorwort

Ein dementieller Prozess und der damit zusammenhängende kognitive Abbau wird oft von Verhaltensstörungen und anderen psychiatrischen Problemen begleitet, die mit einem deutlich erhöhten Stresserleben aller an der Betreuungssituation beteiligten Personen einhergehen. Diese nichtkognitiven Symptome werden heute unter dem Begriff der **B**ehavioural and **P**sychological **S**ymptoms of **D**ementia (BPSD) subsumiert. Sie sind ein Hauptgrund für die Aufnahme auf eine gerontopsychiatrische Akutstation oder in ein Pflegeheim bzw. auf eine Demenzstation. Bleiben sie unbehandelt, senken sie die Lebensqualität der Betroffenen teilweise dramatisch und sind mitverantwortlich für eine schnellere Progression der dementiellen Entwicklung.

Musiktherapie ist eine von vielen möglichen psychosozialen Unterstützungsmaßnahmen, die nach geltender Behandlungsleitlinie der medikamentösen Therapie grundsätzlich vorzuziehen sind. Die Evidenz für die Wirksamkeit psychosozialer Therapiemaßnahmen ist bislang insgesamt jedoch eher schwach, wobei es für die Wirksamkeit von Musiktherapie eindeutig stärkere Evidenz gibt, als für viele andere psychosoziale Verfahren, wie in der vorliegenden Untersuchung deutlich werden wird.

Gut lesbar aufbereitet, enthält dieses Buch Informationen für Kliniker, Wissenschaftler und Studierende, die in den Bereichen Neurologie, Gerontopsychiatrie, Geriatrie, Musiktherapie, Musikmedizin, Physio- und Bewegungstherapie, Pflegewissenschaften und Demenz tätig sind. Ebenfalls interessant sind die Inhalte für Personen, die mit Therapieplanungs- und Koordinationsaufgaben betraut sind, Lehraufträge in den genannten Bereichen innehaben, für Stiftungen und Interessensgemeinschaften Informationen für die Bevölkerung aufbereiten oder für Personen, die Lehrbücher schreiben, beziehungsweise sich mit der Weiterentwicklung und Anwendung geltender Behandlungsleitlinien befassen.

im Sommer 2014
Rahel Sutter

Danke

An dieser Stelle möchte ich all denen ein großes Dankeschön aussprechen, die die Publikation dieses Buches auf unterschiedlichste Art und Weise unterstützt und ermöglicht haben.

Abkürzungsverzeichnis

AD	Alzheimer Demenz
bpm	beats per minute; das Tempo eines Musikstückes wird damit angegeben
CMAI	Cohen-Mansfield Agitation Inventory; erfasst vier Subtypen agitierten Verhaltens
Cochrane Review	Systematisches Review nach Standards der Cochrane Collaboration, die Gütekriterien der einzuschließenden Publikationen (nur RCT) und das exakte Procedere der Untersuchung vorgibt, um maximale wissenschaftliche Qualität zu garantieren; wichtiges Instrument der evidenzbasierten Medicine
CG	Control Group, Kontrollgruppe
CT	Clinical Trial, klinische Studie
DemTect	Demenz-Detektion; ein einfaches, rasch und objektiv durchzuführendes und auszuwertendes Demenz-Screening Verfahren
dB	Dezibel; Maßeinheit für Lautstärke
DGN	Deutsche Gesellschaft für Neurologie
DGPPN	Deutsche Gesellschaft für Psychiatrie, Psychotherapie und Nervenheilkunde
EG	Experimentalgruppe
FTD	Frontotemporale Demenz
GMT	Gruppenmusiktherapie
IPA	International Psychogeriatric Association: eine multidisziplinäre, gemeinnützige Organisation, die Ärzte, Pflegepersonal und Wissenschaftler mit aktuellen Informationen aus dem Bereich der Verhaltensanalyse und Biologie zur psychischen Gesundheit des geriatrischen Patienten versorgt und die Forschung auf diesem Gebiet fördert.
IQWiG	Institut für Qualität und Wissenschaftlichkeit im Gesundheitswesen; geschaffen, um die Qualität der Patientenversorgung in Deutschland zu verbessern; Aufgaben sind unter anderem die evidenzbasierte Bewertung des aktuellen medizinischen Wissensstandes zu diagnostischen und therapeutischen Verfahren
LBD	Lewy-Body Demenz
MMST/ MMSE	Mini-Mental Status Test/Mini-Mental State Examination
NICE	National Institute for Health and Clinical Excellence; britisches Institut, das u. a. Vorgaben zu Kriterien für die Evidenzgradierung wissenschaftlicher Publikationen festlegt
NICE-SCIE Guideline	Behandlungsleitlinie des britischen NICE und Social Care Institute for Excellence; analog S3-Leitlinie Demenz
NPI	Neuropsychiatrisches Inventar; erfasst Häufigkeit, Schweregrad und Belastung von Patient und Umgebung

Primärstudie in Primärstudien werden neue Daten erhoben; sie sind Grundlage für Sekundärstudien (z. B. Cochrane-Reviews, Metaanalysen)

P-Wert Signifikanzwert; in der Forschung werden Signifikanzen meist verwendet, um zu untersuchen, ob es einen Unterschied zwischen Experimental- und Kontrollgruppe gibt

RCT Randomized Controlled Trial; randomisierte kontrollierte Studie

Review Übersichtsarbeit, die normalerweise einer Fragestellung folgt

Sign. Signifikant

S3-Leitlinie Demenz Behandlungsleitlinie (entwickelt von der DGPPN, DGM und Deutschen Alzheimerstiftung); Stand des Wissens über effektive und angemessene Maßnahmen der Prävention, Diagnostik, Therapie und Nachsorge unter spezifischen medizinischen Umständen; Leitlinien sind in *3 Stufen* unterteilt; *S3 ist die höchste* Stufe (inkl. Expertenmeinungen und systematisch in Studien gewonnenen Erkenntnissen)

Sekundärstudien Studien, die Ergebnisse aus Primärstudien analysieren, zusammenfassen, vergleichen (z. B. Reviewarbeiten, Metaanalysen)

VD Vaskuläre Demenz

Quellenverzeichnis

Der Verweis auf die jeweilige Abbildungsquelle befindet sich bei allen Abbildungen/Tabellen im Werk am Ende des Legendentextes in eckigen Klammern.

G269	Muthesius, D. et al.: Musik – Demenz – Begegnung: Musiktherapie für Menschen mit Demenz. Mabuse Verlag, Frankfurt am Main. ISBN: 9783940529558.
M899	Rahel Sutter, Schweiz
M899/R281	Rahel Sutter, Schweiz/Kastner, U./Löbach, R.: Handbuch Demenz. 1. Auflage 2007. Elsevier/Urban&Fischer Verlag.
W893	Deutsche Gesellschaft für Psychiatrie und Psychotherapie, Psychosomatik und Nervenheilkunde (DGPPN)
W894	Dementia: A NICE-SCIE Guideline on Supporting People With Dementia and Their Carers in Health and Social Care, 2007. National Collaborating Centre for Mental Health, Leicester, UK.

Inhaltsverzeichnis

A Theoretischer Hintergrund

Im Theorieteil wird, nach kurzer Darstellung eines idealtypischen Krankheitsverlaufs und Informationen zur Symptomentwicklung, die Gruppe der BPSD vorgestellt, bevor näher auf spezifische medikamentöse und psychosoziale Therapien eingegangen wird. Das letzte Kapitel des Theorieteiles befasst sich mit Musiktherapie bei Demenz. Es enthält neben Informationen zu unterschiedlichen Konzepten und Behandlungsansätzen auch einen Einblick in den Wissensstand, den die europäische musiktherapeutische Standardliteratur gegenwärtig abbildet.

Einleitende Gedanken zur absehbaren Versorgungsproblematik

Um die gesundheits- und sozialpolitische Brisanz der sich abzeichnenden Versorgungsproblematik und damit die Relevanz der Evidenzbasierung Psychosozialer Therapien im Demenzbereich zu verdeutlichen, folgen ein kurzer Abriss der Prävalenz- und Inzidenzraten und Informationen zur Versorgungssituation im deutschsprachigen Europa.
Die WHO macht seit Jahren auf diese Problematik aufmerksam. In London wurde 2013 gar ein G-8 Demenzgipfel durchgeführt. Verschiedene europäische Länder entwickeln seit längerer Zeit ihre „Nationalen Demenzstrategien".
2013 lebten in der Schweiz 110.000–120.000 Menschen mit einer Demenz. Jährlich kommen gegen 27.000 Neuerkrankungen hinzu. In Österreich werden für dasselbe Jahr 130.000 Betroffene dokumentiert und in Deutschland rund 1,4 Millionen. Auf 100.000 Einwohner leben in den drei genannten Ländern gut 1.500 Betroffene (). Hinzu kommt, dass die gegebene demographische Entwicklung mit einem wachsenden Anteil Hochbetagter in den kommenden Jahrzehnten eine weitere, massive Zunahme von Demenzerkrankungen zur Folge haben wird. Weltweit wird alle sieben Sekunden eine Demenzdiagnose gestellt, was jährlich 4,5 Millionen Fällen entspricht. 2013 lebten laut Weltalzheimerbericht rund 35 Millionen Menschen mit einer Demenz. Bis 2050 wird sich diese Zahl verdreifacht haben (Prince et al. 2013).
Um die gesundheits- und sozialpolitische Brisanz der genannten Zahlen mit der klinischen Realität zu verknüpfen, ist es wichtig, einen Blick auf die Zahl der Demenzpatienten zu werfen, die in stationären Pflegeeinrichtungen wohnen.
In Deutschland und Österreich sind dies momentan 20–25 Prozent der Betroffenen, während in der Schweiz bereits 40 Prozent der Menschen mit einer Demenzdiagnose in pflegerischen Einrichtungen leben. Die mittlere Überlebenswahrscheinlichkeit nach Diagnosestellung liegt bei der Alzheimer Demenz, die mit über 60 Prozent den größten Anteil der Demenzdiagnosen ausmacht, bei fünf bis zehn Jahren (Bickel 2005, S. 3).
Es wird folglich trotz offensiver Werbekampagnen pflegerischer Ausbildungsstätten einen Mangel an Fachkräften entstehen, der die Qualität der Betreuung Pflegebedürftiger gefährdet. Auch die seit Jahren stattfindende Pflegemigration stellt hier nur vorübergehend eine Lösung dar (Demenz-Report 2011, S. 46).
Eine umsichtige Planung und Organisation der Therapie- und Betreuungsmöglichkeiten dementiell Erkrankter ist somit ein Thema, das künftig noch deutlich an Bedeutung gewinnen wird. Aufgrund des absehbaren Versorgungsproblems ist es unumgänglich, die vorhandenen medizinischen und paramedizinischen Ressourcen optimal auszuschöpfen. Die Relevanz der Evidenzbasierung psychosozialer Angebote im Demenzbereich steht damit außer Frage.

Evidenzbasierte Musiktherapie bei BPSD. http://dx.doi.org/10.1016/B978-3-437-31683-8.00021-7

1 Krankheitsverlauf und Symptomentwicklung

Ein Demenzsyndrom beschreibt keine Krankheitsform, sondern lediglich eine Gruppe verschiedener Symptome. Diese kennzeichnet primär ein über die Altersnorm hinausgehender, multipler pathologischer Abbau kognitiver Leistungen, welcher sich beispielsweise in Gedächtnis- und Orientierungsstörungen manifestiert, eine Verschlechterung des allgemeinen Leistungsniveaus bewirkt, emotionale und motivationale Veränderungen nach sich zieht, progredient verläuft und negativen Einfluss auf den sozialen und beruflichen Alltag nimmt. Der beschriebene Abbau ist meist Folge einer (chronischen) neurodegenerativen Erkrankung oder einer anderen (Hirn-) Erkrankung.

Die Verläufe dementieller Erkrankungen sind, genau wie deren Ätiologien und Symptomvielfalt, sehr variabel. Die Alzheimer Krankheit (AD) mit ihrer hohen relativen Häufigkeit[1] wird diagnostisch als Modell verstanden, was sich in den Diagnosekriterien von ICD-10 und DSM-IV deutlich zeigt (Schaub & Freyberger 2005 S. 61). Es ist deshalb nicht nur zulässig, sondern auch naheliegend, die Symptomatik der AD als Modell zu nehmen, um einen Verlauf zu skizzieren. Für die AD gilt, dass sie grundsätzlich progressiv verläuft, wobei das Tempo des fortschreitenden kognitiven Abbaus von vielen Faktoren abhängig ist (z. B. Alter bei Erkrankung). Die AD verläuft in sechs neuropathologischen Phasen. Erst in Phase drei treten Symptome auf, während im vierten Stadium die Diagnose gestellt wird. Stadium fünf und sechs sind durch den bereits beschriebenen kognitiven Abbau mit allen seinen Begleiterscheinungen bis hin zur Pflegebedürftigkeit gekennzeichnet (Martin & Schelling 2005, S. 54–55).

Im klinischen Alltag haben sich drei Schweregrade der Demenzeinschätzung etabliert (Deutsche Gesellschaft für Allgemeinmedizin und Familienmedizin 2008, S. 18). Nachfolgend werden sie bezüglich kognitiver Einbussen (inkl. entsprechender MMST-Werte[2]), damit zusammenhängenden Auswirkungen auf die Lebensführung und Störungen zu Antrieb und Affekt kurz umrissen.

Leichte Demenz:

- Komplizierte tägliche Aufgaben/Freizeitbeschäftigungen können nicht oder nicht mehr ausgeführt werden
- selbständige Lebensführung ist eingeschränkt, unabhängiges Leben aber noch möglich
- MMST-Werte zwischen 20 und 26 Punkten
- Fehlende Spontaneität, Depression, Antriebsmangel, Reizbarkeit, Stimmungslabilität

Mittelgradige Demenz:

1. Die Alzheimer-Demenz (AD) macht 50–70 % aller Demenzerkrankungen aus Mit steigendem Alter bei Krankheitsbeginn wird der Anteil sogar noch größer. Mindestens 50 % aller Neuerkrankungen, die nach dem 65. Lebensjahr einsetzen sind auf die Alzheimer-Krankheit zurückzuführen, bei weiteren 15–20 % liegt eine Kombination aus AD und vaskulärer Demenz (VD) vor. (Fischer-Terworth 2010, S. 16).
2. Der Mini-Mental-Status-Test (MMST) ist ein Screening-Verfahren zur Feststellung kognitiver Defizite. Er wird im klinischen Alltag zur Erstbeurteilung oder zur Verlauskontrolle eingesetzt. Es können maximal 30 Punkte erreicht werden.

Evidenzbasierte Musiktherapie bei BPSD. http://dx.doi.org/10.1016/B978-3-437-31683-8.00001-1

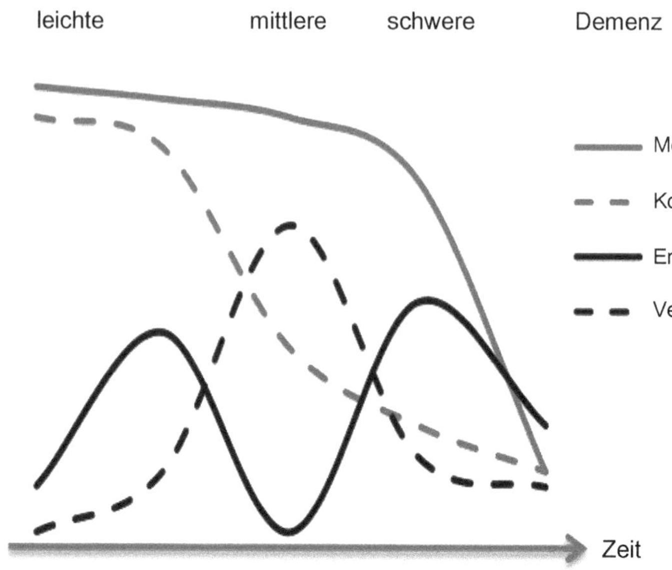

Abb. 1.1 Symptomentwicklung im zeitlichen Verlauf am Beispiel der Alzheimer-Krankheit [M899/R281]

- Nur einfache Tätigkeiten werden beibehalten, andere werden nicht mehr vollständig oder angemessen ausgeführt
- unabhängiges Leben ist nicht mehr möglich; Patienten sind auf fremde Hilfe angewiesen, eine selbstständige Lebensführung ist noch teilweise möglich
- MMST-Werte zwischen 10 und 19 Punkten
- Unruhe, Wutausbrüche, aggressive Verhaltensweisen

Schwere Demenz:

- Gedankengänge können nicht mehr nachvollziehbar kommuniziert werden
- selbstständige Lebensführung ist gänzlich aufgehoben
- MMST-Werte zwischen 0 und 9 Punkten
- Unruhe, Nesteln, Schreien, Störungen des Tag-Nacht-Rhythmus

Der Symptomverlauf innerhalb des Demenzsyndroms ist sehr unterschiedlich. In ➤ Abb. 1.1 ist zu sehen, auf welche Art sich unterschiedliche Symptomgruppen im zeitlichen Verlauf entwickeln können.

Im Gegensatz zum stetigen Abbau der kognitiven Leistung verhalten sich nichtkognitive Symptome wie Emotionale Störungen und Verhaltensstörungen intermittierend, schwankend oder stabil.

Quellenverzeichnis

Der Verweis auf die jeweilige Abbildungsquelle befindet sich bei allen Abbildungen/Tabellen im Werk am Ende des Legendentextes in eckigen Klammern.

M899/R281 Rahel Sutter, Schweiz/Kastner, U./Löbach, R.: Handbuch Demenz. 1.Auflage 2007. Elsevier/Urban&Fischer Verlag.

2 Behavioural and Psychological Symptoms of Dementia

Die nichtkognitiven Symptome werden jedoch, sofern keine Komorbiditäten vorliegen, heute als Teil der jeweiligen Demenzerkrankung gesehen. Sie werden, wie eben dargestellt, beispielsweise als psychische Störungen, emotionale Störungen, Verhaltensauffälligkeiten und Verhaltensstörungen bezeichnet. Die Pflegewissenschaften sprechen von Herausforderndem Verhalten (Kastner & Löbach 2007, S. 13).
Am weitesten verbreitet ist bis heute die Bezeichnung Neuropsychiatrische Symptome.
Deutlich jünger und anschaulicher ist der aus dem angelsächsischen Sprachraum übernommene Begriff der Behavioural[1] and Psychological Symptoms of Dementia (BPSD). 1996 von der IPA[2] geprägt, hat er sich allerdings bis heute weder in der Diagnostik noch in Behandlungsleitlinien gänzlich durchgesetzt. Für den deutschen Sprachraum wird er mit Verhaltensstörungen und Psychiatrische-, Psychopathologische- oder Psychische Symptome bei Demenzerkrankung übersetzt. Mit der Terminologie BPSD wird versucht, syndromatisch den großen und heterogenen Bereich der psychologisch erklärbaren Reaktionen und der psychopathologischen Phänomene und Verhaltensstörungen fassbar zu machen, die im Verlauf der dementiellen Erkrankung auftreten (Riepe 2008, S. 37). Die neue Terminologie orientiert sich an den funktionellen Konsequenzen und weniger an der Phänomenologie. Die Beschreibung der klinischen Dimension einzelner Symptome innerhalb des Demenzsyndroms (vgl. Hersch & Falzgraf 2007), kann für die Behandlungsplanung hilfreich sein, wie in den später folgenden Ausführungen zu den therapeutischen Möglichkeiten deutlich werden dürfte. Ein Vorteil der neuen Begrifflichkeit ist, dass beim DSM IV-TR alle komplizierten Verhaltensweisen (z. B. zielloses Wandern [engl. Wandering] oder pathologisches Schreien) demenzkranker Menschen einzeln kodiert werden können, was früher so nicht möglich war. ICD-10-GM verwendet psychopathologische Symptome, etwas weniger genau kodiert, weiterhin als ergänzende klassifikatorische Merkmale (Schaub & Freyberger 2005, S. 63).
Oft werden die typischen Verhaltensstörungen bei Demenz von der Umwelt wenig verstanden. Dies kann nach dem Weltalzheimerbericht (Prince & Jackson, 2009, S. 4) zu Stigmatisierung, Schuldgefühlen und Verzweiflung bei Betreuenden führen. Wörter wie Verhaltensstörungen oder Problemverhalten sollten deshalb mit dem deutlich neutraleren Begriff der BPSD ersetzt werden.

2.1 Klassifikation

Es gibt drei unterschiedliche Möglichkeiten, BPSD zu klassifizieren. Naheliegend ist es, nach dem Begriff, behaviorale- und psychiatrische Symptome zu unterscheiden. Weiter ist es möglich, die einzelnen BPSD den Demenzsyndromen zuzuordnen, oder sie in kleinere Symptomgruppen zu unterteilen.

[1] AE: behavioral, BE: behavioural
[2] International Psychogeriatric Association

Evidenzbasierte Musiktherapie bei BPSD. http://dx.doi.org/10.1016/B978-3-437-31683-8.00002-3

Ballard et al. (2001, S. 1) unterschieden anfänglich die folgenden vier Symptomcluster:

a. *Agitation:* Cluster aus verwandten Symptomen wie Angst, Irritierbarkeit, Motorische Unruhe, die oft zu Umhergehen oder Wandern, Aggression, Schreien und nächtlicher Ruhestörung führen.
b. *Psychotische Symptome:* mit den drei Hauptkategorien Halluzinationen, Verkennungen wie dem Gefühl, bestohlen oder hintergangen zu werden und Verkennungen in Bezug auf Missidentifikationen wie dem später beschriebenen Capgras-Syndrom oder der Missidentifikation von Spiegel- oder Fernsehbildern.
c. *Affektive Symptome:* Depression, Angst, Hypomanie.
d. *Andere Symptome:* Sexuelle Enthemmung, Ess- und Appetitstörungen und abnorme Vokalisationen wie Schreien, Rufen oder Aufmerksamkeit forderndes Verhalten.

Bei einer europäischen Untersuchung knapp 3.000 ambulanter Patienten mit Alzheimer-Demenz aller Schweregrade (Mittelwerte MMST: 17,6; SD: 6,1) wurden mittels des Neuropsychiatric Inventory (NPI) die Häufigkeit und das gemeinsame Auftreten von psychischen und Verhaltenssymptomen erhoben (Aalten et al. 2008). Die folgenden vier Symptomcluster wurden daraus abgeleitet:

a. *Affektive Symptome:* Depression, Angst, Hypomanie*
b. *Hyperaktivität:* Agitation, Aggressivität*, Euphorie, Enthemmung, gesteigerte Psychomotorik, Irritierbarkeit, Sundowning*
c. *Psychotische Symptome:* Wahn, Halluzinationen, Verkennungen*, nächtliche Störungen
d. *Apathie:* Apathie, Essstörungen

Die nachfolgende Darstellung der einzelnen BPSD orientiert sich an diesen Clustern (DGPPN 2009b, S. 65). Sie wird ergänzt durch die mit * gekennzeichneten weiteren Symptome, wie sie Ballard et al. 2001 nennen und durch Ausführungen der IPA (2002). Die Prävalenzzahlen beziehen sich immer auf die Gesamtpopulation der Demenzpatienten und verstehen sich als groben Richtwert, da auch hier unterschiedliche Forschungsteams teilweise deutlich abweichende Zahlen publizieren.

a. Affektive Symptome

40–50 % der Demenzpatienten erleben depressive Stimmung, nur 10–20 % haben eine Major Depression. Die Diagnosestellung ist schwierig, weil Gewichtsverlust, verarmte Sprache, Schlafstörungen auch mit der Demenz zusammenhängen können. Antriebsstörungen ohne gedrückte Stimmung werden eigenständig mit dem Begriff der Apathie bezeichnet, die später noch beschrieben wird.

Angstsymptome, wie innere Anspannung, Befürchtungen und Nervosität zeigen sich bei ungefähr 50 % der Patienten und treten häufig, aber nicht immer, mit Symptomen einer Depression auf und haben oft einen generalisierten, unspezifischen Charakter. Bekannt ist das Godot Syndrom, bei welchem die Betroffenen ständig darauf warten, dass etwas Unbestimmtes passiere. Ein weiteres Symptom ist die Angst davor, alleine gelassen zu werden.

Nur 1–2 % der Patienten[3] erleben Hypomanie, eine extrem erhöhte Stimmungslage. Betroffene zeigen gelegentlich auch psychotische Vorstellungen, wie beispielsweise der Überzeugung, eine Königin oder ein Heiler zu sein (Ballard et al. 2001, S. 44).

b. Hyperaktivität

Dieser Symptomcluster besteht aus Symptomen der Agitation und Aggressivität,

[3] Aus Gründen der einfacheren Lesbarkeit wird in der Folge auf die explizite Nennung der weiblichen Form jeweils verzichtet.

Euphorie, Enthemmung und psychomotorischer Unruhe. Die Clusterbildung entspricht einer Skala des bereits erwähnten Neuropsychiatrischen Inventars. Dies bedeutet allerdings nicht, dass die Symptome gemeinsam auftreten müssen. Die Prävalenz von hyperaktiven Verhaltensweisen liegt, je nach Publikation und Definition, bei 24–98 % (Ledger & Baker 2007).

Agitiertes Verhalten beinhaltet Symptome wie Unruhe, erhöhte Anspannung und gesteigerte Psychomotorik oder auch anhaltendes Klagen und betrifft um die 60 % der Patienten, wobei Agitation mit Aggression gepaart nur bei 25–35 % der Patienten beobachtet wird. Häufig zeigt sich auch verstärkte Irritierbarkeit mit konfrontativem Verhalten verbaler und körperlicher Art gegenüber Dritten. Klinische Studien untersuchen agitiertes Verhalten oft gemeinsam mit aggressivem Verhalten, weil die später noch dargestellten, meist verwendeten Messinstrumente (NPI und Cohen-Mansfield Agitation Inventory) aggressives Verhalten zu agitiertem Verhalten zählen (siehe Kapitel 9.2.3). Dieser Symptomkomplex wird am häufigsten beschrieben, stellt er doch eine sehr hohe Belastung für die Betroffenen und für die Pflegenden dar.

Wo Irritierbarkeit zugeordnet werden kann, ist diskutierbar, da es auch im Zusammenhang mit psychotischen Symptomen auftritt. Sie zeigt sich laut Aaltens Studie bei gut 60 %.

Die Enthemmung/Disinhibition (nach Aalten 2008 bei gegen 30 %) kann das Sozialverhalten, die Sexualität oder auch andere Bereiche wie z. B. die Nahrungsaufnahme oder sogar Geldspiele betreffen. Schwierig an den enthemmten Verhaltensweisen ist, dass sie ganz schnell in Gewaltsituationen münden können.

Euphorie ist selten behandlungsbedürftig.

Gesteigerte Psychomotorik in Form von repetitivem Durchführen gleicher Bewegungsabläufe und gesteigerter Bewegung ist häufig.

Ohne Leidensdruck besteht kein Behandlungsbedarf. Solche Verhaltensweisen (auch aberrant motor behaviour genannt) zeigen nach Aalten 65 % der Patienten.

Sundowning zeichnet kein klares klinisches Bild bezüglich der Ätiologie und ist nicht nur bei Demenzpatienten, sondern auch im Zusammenhang mit anderen hirn-organischen Schäden bekannt. 10–23 % der Demenzpatienten zeigen gegen Abend diese Perioden von zunehmender Desorientierung und Agitiertheit, die erstmals in der griechischen Antike (Hippokrates) beschrieben wurden.

c. Psychotische Symptome und nächtliche Störungen

Symptome wie Halluzinationen und Wahn kommen häufig vor. Die Beeinträchtigung entsteht vielfach durch damit ausgelöste Affekte wie Angst oder Wut.

Wahnsymptome zeigen, je nach Studie, 10–73 % der Patienten (bei Aalten et al. 2008 sind es knapp 50 %). Sie denken beispielsweise, bestohlen oder vom Partner hintergangen zu werden.

Unter Halluzinationen leiden 12–49 %, wobei bis zu 30 % der Halluzinationen optischer Art sind und vor allem bei mittelgradiger Demenz vorkommen. Bei der LBD gibt es deutlich mehr Fälle als bei anderen Demenzerkrankungen. Akustische Halluzinationen erleben gegen 10 % der Patienten. Andere Halluzinationsarten sind kaum vertreten.

Verkennungen sind sehr unterschiedlich im Vorkommen. Circa 17 % denken, jemand Fremden im Haus zu habe, 4 % sprechen zu sich selbst im Spiegel, 12 % denken, dass das Gegenüber jemand anders sei (Intermetamorphose), 6 % merken nicht, dass Personen im Fernsehen sich nicht real im Zimmer befinden.

Des Weiteren ist das eher selten vorkommende Capgras-Syndrom zu nennen, bei welchem der Patient das Gefühl hat, vertraute Menschen seien durch Doubles ausgetauscht worden.

Beim Fregoli-Syndrom sind die Patienten der Überzeugung, dass sich andere Menschen verkleidet hätten, um sie zu manipulieren.

Tab. 2.1 BPSD bei unterschiedlichen Schweregraden und spezifischer Ätiologie [W893]	
Häufige Symptome bei unterschiedlichem Schweregrad	
Leichte Demenz	Rückzug, Apathie, Angst, Depression
Mittelschwere und schwere Demenz	Apathie, Depression, Agitation, Aggressivität, Störung des Tag-Nacht-Rhythmus
Häufige Symptome bei spezifischer Ätiologie	
Alzheimer-Demenz	Apathie, Angst, Depression (mit einem Häufigkeitsmaximum im mittelschweren Stadium), motorische Unruhe, Irritierbarkeit, Wahn Erkrankungen mit spätem Beginn sind häufiger mit psychischen und Verhaltenssymptomen assoziiert als Erkrankungen mit frühem Beginn
Vaskuläre oder Multiinfarkt-Demenz	Psychomotorische Verlangsamung/Apathie, Depression, Verkennungen
Frontotemporale Demenzen: Frontale Variante Semantische Demenz Primär Progressive Aphasie	Apathie, Enthemmung, sozial unangepasstes Verhalten, Stereotypien, verändertes Essverhalten Stereotypien, ähnlich wie frontale Variante, aber weniger deutlich ausgeprägt Geringe Verhaltensänderungen im Frühstadium, später ähnlich der frontalen Variante
Lewy-Körperchen-Demenz	Visuelle Halluzinationen (schon im Frühstadium), Verkennungen, Capgras-Syndrom, Wahn, Enthemmung, Schluckstörungen, Schlafstörungen
Parkinson-Demenz	Erhöhte Tagesmüdigkeit, Wahn, Halluzinationen

Ebenfalls häufig sind Störungen des Nachtschlafes und des Tag-Nacht-Rhythmus. Sie werden insbesondere im häuslichen Umfeld zu einer erheblichen Belastung. Ein gestörter Tagesrhythmus geht oft mit unruhigen Verhaltensweisen wie Wandern oder nächtlicher Unruhe einher. Nach Aalten et al. (2008) leidet gut die Hälfte der Alzheimer-Patienten unter Schlafstörungen.

d. Apathie und Essstörungen

Antriebsstörungen ohne gedrückte Stimmung werden mit dem Begriff der Apathie bezeichnet und kommen nach am häufigsten (50–70 %) vor. Apathie definiert sich über reduzierten Antrieb und Initiative. Sie führt zu einer emotionalen Belastung der Pflegenden und erschwert oder verhindert die Teilnahme am Alltagsleben und an psychosozialen Interventionen.

Viele Demenzpatienten leiden auch an Appetit- und Essstörungen und an daraus resultierendem Gewichtsverlust.

2.2 Bezug zu Schweregrad und Art der Demenzerkrankung

Je nach Publikation entwickeln 80–100 % der Demenzpatienten zu irgendeinem Zeitpunkt des Krankheitsverlaufs Symptome, die nicht als isolierte Verhaltensauffälligkeit, sondern in einem Nebeneinander verschiedener Symptome auftreten (Riepe 2008, S. 37, Psota 2008, S. 7). 10 % der Betroffenen zeigen schwere BPSD, jedoch weniger als 1 % sehr schwere bis extreme Symptome (Brodaty et al. 2003). Die stärkste Symptombelastung wird von Hersch & Falzgraf (2007) bei Patienten mit Alzheimer Demenz gemischt mit Vaskulärer Demenz beschrieben.

Tab. 2.2 Mehrfaktorenmodell zur Entstehung von BPSD nach Studer (2009)

Biologische Faktoren	Genetische Disposition, Demenztyp/Lokalisation der Läsion, Somatischer Zustand, Sensorische Defizite, Medikamente
Milieufaktoren	Räumliche Umgebung, Personelle Umgebung, Art der Betreuung, Qualität und Quantität der Beziehungen
Biographische u. intrapsychische Faktoren	Persönlichkeit, Biographie, Bewältigungsstrategien, Einsichtsfähigkeit

➤ Tabelle 2.1 zeigt im oberen Teil, welche Symptome ätiologieunabhängig bei unterschiedlichen Schweregraden beobachtet werden und im unteren Teil, welche spezifischen BPSD mit welcher Demenzerkrankung häufig einher gehen. Die Tabelle versteht sich als Orientierungshilfe und nicht als Vollbild der diagnostischen Realität.

2.3 Entstehung und Verlauf

Die Ursachen für das Auftreten von BPSD sind multifaktoriell, wie ➤ Tabelle 2.2 zeigt. Sie sind immer Ausdruck für ein Unwohlsein, sei dies, dass physische Bedürfnisse nicht gestillt sind (Schlaf, Essen, Trinken, Schmerzen), oder sich der Patient in einem inter- oder intrapersonellen Konflikt befindet, der durch ein Ungleichgewicht zwischen Stimuli und Beruhigungsaktivitäten hervorgerufen wird (Kverno et al. 2009, S. 840). Im Kapitel der Psychosozialen Therapien wird auf unterschiedliche Erklärungsmodelle etwas näher eingegangen.

Die Korrelation zwischen der Neuropathologie und beobachtbarer Verhaltensauffälligkeit ist noch unklar. Bildgebende Verfahren zeigen, dass oft regionale Funktionsstörungen verantwortlich sind und nicht nur die generelle Hirnveränderung. Es wird davon ausgegangen, dass es durch genannte Veränderungen zu einer erhöhten Vulnerabilität kommt, unter bestimmten Umgebungsbedingungen mit problematischem, da verändertem, psychischem Erleben oder Verhalten zu reagieren. Mögliche Auslöser gibt es viele, wie die nachfolgende Auflistung zeigt: Medizinische Ursachen wie Infektionen, Schmerz, Exsikkose[4], Elektrolytstörungen, Delir oder auch innere und äußere Auslöser wie Hunger, Harndrang, Stuhldrang, Einschränkungen aller Art, falsche Reaktionen oder Betreuer-Überlastung.

Im Gegensatz zu den kognitiven Symptomen können sich BPSD in jeder Phase einer Demenzerkrankung zeigen und verlaufen, wie bereits an anderer Stelle erwähnt, nicht progredient, sondern treten phasenweise auf. Sie können sich auch wieder zurückbilden und sich in Häufigkeit, Dauer und Intensität über verschiedene Krankheitsstadien hinweg stark unterscheiden (Kastner & Löbach 2007, S. 13).

BPSD führen laut Rainer & Krüger-Rainer (2009, S. 24) zu einer schnelleren Progression, beeinträchtigen die Lebensqualität der Betroffenen und ihrer Betreuer beträchtlich, limitieren in besonderem Ausmaß die ambulante Betreubarkeit und sind somit ein Hauptgrund für die Institutionalisierung in Pflegeheimen oder der Akutpsychiatrie, was sich wiederum deutlich auf die Behandlungskosten niederschlägt (Hampel, Graz & Möller 2005, S. 274).

Auf medikamentöse und psychosoziale Interventionen im Umgang mit BPSD wird in Kapitel 3 näher eingegangen.

[4] Austrocknung durch Abnahme des Körperwassers als Folge von Dehydration

2.4 Klinische Symptomerfassung

Für die Überprüfung von BPSD wurden eigene Erfassungsinstrumente entwickelt. Sie dienen sowohl der Diagnostik als auch der Darstellung des Therapieverlaufes und machen Aussagen über den Grad der Alltagsbeeinträchtigung. Nachfolgend zeigt ➤ Tabelle 2.3 im Überblick gängige, syndromübergreifende und symptomspezifische Instrumente (DGPPN 2009b, S. 14).
Im Methodenteil werden die in der Forschung häufig vorkommenden Inventare CMAI und NPI etwas genauer beschrieben.

Tab. 2.3 Gängige Erfassungsinstrumente für BPSD nach S3-Leitlinie Demenz [W893]

Syndromübergreifend	
Neuropsychiatrisches Inventar (NPI) Behavioral Pathology in Alzheimer's Disease rating scale (BEHAVE-AD) Behavior Rating Scale for Dementia of the Consortium to Establish a Registry for Alzheimer's Disease (CERAD-BRSD) Nurses observation scale for geriatric patients (NOSGER)	
Depression	Cornell Depressionsskala bei Demenz (CSDD) Geriatrische Depressionsskala (GDS) Hamilton Depressionsskala (HAM-D) Beck' Depressions Inventar (BDI)
Apathie	Apathie Evaluation Skala (AES)
Agitation	Cohen-Mansfield Agitation Inventory (CMAI)

Quellenverzeichnis

Der Verweis auf die jeweilige Abbildungsquelle befindet sich bei allen Abbildungen/Tabellen im Werk am Ende des Legendentextes in eckigen Klammern.

W893 Deutsche Gesellschaft für Psychiatrie und Psychotherapie, Psychosomatik und Nervenheilkunde (DGPPN)

3 Therapeutische Möglichkeiten bei BPSD

Wegen des erhöhten Stresserlebens der Betroffenen und deren Betreuung und der die Demenzprogression begünstigenden Einflüsse, ist die Behandlung der BPSD wenigstens genauso wichtig, wie diejenige der kognitiven Symptome. Jede Maßnahme, die unnötige Medikation oder gar Fixierungsmaßnahmen umgeht, ist für alle an der Betreuungssituation Beteiligten wertvoll und wichtig. Grund dafür ist, dass die obengenannten Maßnahmen mehr Verletzungen hervorrufen und sie beispielsweise agitiertem Verhalten Vorschub leisten können (Sung et al. 2006, S. 1134).
Nachfolgend zeigt ➤ Kapitel 3.1 die medikamentöse Therapie und anschließend ➤ Kapitel 3.2 die nichtmedikamentösen, psychosozialen Behandlungsmöglichkeiten auf.
Bevor eine Entscheidung über spezifische therapeutische Interventionen bei beobachteten BPSD fällt, wird die Frage der Ätiologie gestellt. Es ist wichtig, über die Verstehende Diagnostik zu erfahren, welche Umwelteinflüsse und subjektiven Erlebensweisen zur Entstehung und Aufrechterhaltung der BPSD beitragen. Wenn beispielsweise körperliche Symptome (Schmerzen) oder Umweltbedingungen (Kommunikationsverhalten, Umgebung) als Ursache erkannt werden können, ist mit einer entsprechenden Intervention die Symptomatik zu lindern oder gänzlich zu beheben (DGPPN 2009b).
Den Informationen zur medikamentösen Therapie wird an dieser Stelle ein Exkurs vorangestellt, der als Grundlage für die geplante Untersuchung wichtig ist.
Der therapeutischen Behandlung von BPSD liegt nämlich ein therapeutisches Dilemma zu Grunde (Lavretsky 2008, S. 525). Die in der Praxis beobachtbaren Behandlungserfolge können nicht durch wissenschaftliche Evidenz untermauert werden. Lavretsky plädiert deshalb aufgrund der immer wieder genannten Wichtigkeit individueller Behandlungsplanung dafür, auch die Forschung individuell auszurichten. So könne die klinische Praxis, die viel besser sei als die wissenschaftliche Evidenz, diese Erfolge auch wirklich widerspiegeln. Lavretsky moniert, dass Veränderungen in pharmazeutischen Studien[1] über die globalen Scores von gängigen Messverfahren (NPI und CMAI) als Standartmessinstrumente zwar Verhaltensänderungen abbildeten, aber weder ausreichend spezifisch noch informativ genug seien. Es müssen bessere Messmöglichkeiten entwickelt werden. Die Kritik an den Messinstrumenten ist in sofern auf die Psychosozialen Therapien zu übertragen, als diese mit denselben Messinstrumenten arbeiten.

3.1 Medikamentöse Therapie

Soweit es die klinische Situation erlaubt, sollten wegen der vielfältigen bekannten Nebenwirkungen und möglichen Komplikationen alle verfüg- und einsetzbaren psychosozialen Interventionen ausgeschöpft werden, bevor eine pharmakologische Intervention in Erwägung gezogen wird (Monsch et al. 2008, S. 148).

[1] Gleiches gilt für die Studien zu psychosozialen Maßnahmen.

Evidenzbasierte Musiktherapie bei BPSD. http://dx.doi.org/10.1016/B978-3-437-31683-8.00003-5

Tab. 3.1 Zusammenfassung der Empfehlungen zur medikamentösen Therapie von BPSD nach S3-Leitlinie Demenz (DGPPN 2009a, S. 32–37)

Affektive Symptome
Antidepressive Therapie wird als wirksam empfohlen. Empfehlungsgrad B, Evidenzebene Ib Keine Empfehlung für medikamentöse Behandlung von **Angst und Angststörung**
Hyperaktivität
Haloperidol nicht zur Behandlung von **Agitation** empfohlen. Hinweise auf Wirksamkeit von Haloperidol auf **aggressives Verhalten.** Empfehlungsgrad A, Evidenzebene Ia Wirksamkeit von Risperidon auf **agitiertes und aggressives Verhalten.** Aripripazol alternative Substanz, Olanzapin soll *nicht* eingesetzt werden. Empfehlungsgrad A, Evidenzebene Ia, Ib Carbamazepin für **Agitation und Aggression** kann nach fehlendem Ansprechen anderer Therapien empfohlen werden. Empfehlungsgrad C, Evidenzebene Ib Valproat wird nicht empfohlen. Empfehlungsgrad B, Evidenzebene Ib Schwache Evidenz für die Wirksamkeit von Citalopram bei **agitiertem Verhalten.** Empfehlungsgrad C, Evidenzebene IIb Keine Empfehlung für medikamentöse Behandlung von **enthemmtem Verhalten.** Bei **schwerer psychomotorischer Unruhe** kann ein zeitlich begrenzter Therapieversuch mit Risperidon empfohlen werden. Empfehlungsgrad C, Evidenzebene II
Psychotische Symptome
Günstige Wirkung von Risperidon auf **psychotische Symptome** belegt. Falls Behandlung mit Antipsychotika (Wahn, Halluzinationen) notwendig, wird Risperidon empfohlen. Empfehlungsgrad B, Evidenzebene Ia Aripiprazol bei psychotischen Symptomen. Empfehlungsgrad C, Evidenzebene Ib Keine Empfehlung für andere atypische Antipsychotika. Empfehlungsgrad B, Evidenzebene Ia
Apathie
Keine Empfehlung für medikamentöse Behandlung von Apathie
Schlafstörungen
Keine Empfehlung von Melatonin zur Behandlung von Schlafstörungen Empfehlungsgrad A, Evidenzebene Ib Keine Empfehlung zur medikamentösen Therapie bei Schlafstörungen Empfehlungsgrad B, Evidenzebene IV
Appetit- und Essstörungen
Keine Empfehlung für medikamentöse Behandlung von **Essstörungen**
Erläuterungen: *Evidenzgrad* entspricht Evidenzgradierung Kapitel 9.2.1 im Methodenteil; *Empfehlungsgrade:* A „soll"-Empfehlung, B „sollte"-Empfehlung, C „kann"-Empfehlung, GCP „Good Clinical Practice"

Über die medikamentöse Therapie einer Demenz entscheidet ihr Erscheinungsbild, respektive die Art und der Schweregrad. Eine falsche Medikation kann lebensbedrohliche Zustände auslösen. Antidementiva lassen sich in zwei Klassen unterteilen. Zum einen gibt es zentral wirksame Acetylcholinesterase-Hemmer, die vorwiegend bei leichter oder mittelschwerer Alzheimer-Demenz eingesetzt werden. Die zweite Substanz heißt Memantin und wird eher bei mittelschwerer bis schwe-

rer Demenz verordnet. Verschiedenste Nootropika[2] kommen ebenfalls zum Einsatz. Heilbar sind primäre Demenzen bislang nicht. Jedoch ist der Verlauf über eine gute Medikation aufzuhalten, sofern die Erkrankung frühzeitig erkannt wird. Im Allgemeinen zielt die Wirkungsweise der Medikamente auf die Verbesserung bzw. den verlangsamten Abbau kognitiver Leistung ab. Des Weiteren können auch Alltagskompetenzen und die Stimmung der betroffenen Patienten stabilisiert werden (Beer 2009, S. 584).
Antidementiva sind für die Behandlung von BPSD grundsätzlich geeignet. Auf zusätzliche pharmakotherapeutische Unterstützung wird wenn möglich verzichtet. Laut Monsch et al. (2008, S. 147) besteht dann eine Indikation für eine pharmakologische Intervention, wenn psychosoziale Interventionen nicht effektiv, nicht ausreichend oder nicht verfügbar sind. Eine Eigen- oder Fremdgefährdung kann eine unmittelbare pharmakologische Intervention erforderlich machen.
Die im November 2009 letztmals aktualisierten Richtlinien der DGPPN (2009a, S. 65 f.) geben nachfolgend dargestellte Empfehlungen für die bereits vorgestellten Symptomcluster ab. Daraus wird ersichtlich, dass – wie zu Beginn dieses Kapitels angedeutet – auch medikamentösen Möglichkeiten Grenzen gesetzt sind.

3.2 Psychosoziale Therapien

Entgegen der sehr spezifisch zusammengestellten medikamentösen Therapie sind psychosoziale Maßnahmen für Demenzen aller Ätiologien einsetzbar, haben Erhalt und Förderung der Lebensqualität der Patienten (und ihrer Betreuungspersonen) zum Ziel und werden den Schweregraden und den gezeigten Symptomen angepasst.
Schmitt & Fröhlich (2007, S. 700) nennt als übergeordnete Ziele kreativer Therapien, unter welche die Autorin auch die Musiktherapie subsumiert:
Intra- und Interpersonale Integration

- Selbstwert- und Identitätsförderung, Ressourcenaktivierung
- Förderung des Ausdrucks
- Förderung der Kommunikation

Die NICE-SCIE-Guideline[3] 2007 kommt zu dem Ergebnis, dass es für nichtmedikamentöse Therapiestrategien keine überzeugende Evidenz gebe (Rainer & Krüger-Rainer 2009, S. 26; Romero 2005, S. 292). Nichts desto trotz wird in der Praxis auf eine Vielzahl von psychosozialen Strategien zurückgegriffen, um akutes Leiden der Betroffenen zu mindern; vor allem bei fortgeschrittener Demenz.
Die nichtmedikamentösen psychosozialen Maßnahmen sind darauf ausgerichtet,

a. emotionsorientiert Begleitsymptome wie Depressivität, Unruhe oder aggressives Verhalten abzumildern oder
b. durch *Kognitive Verfahren* das Denken und die Merkfähigkeit zu trainieren. Wiederum andere Angebote sind

[2] Nootropika sind in ihrer Wirksamkeit umstrittene smart-drugs, die antidementive Wirkung haben sollen (z. B. Ginko, homöopathische Substanzen oder organische Präparate).

[3] Leitlinie für die Demenzbehandlung; verfasst durch das britische **N**ational **I**nstitute for Health and **C**linical **E**xcellence und **S**ocial **C**are **I**nstitute for **E**xcellence; das deutschsprachige Europa orientiert sich an dieser Leitlinie

c. *aktivierungsorientiert* und versuchen über körperliche und psychosoziale Aktivierung die Alltagskompetenzen sowie kommunikative und soziale Fähigkeiten zu stärken. Wieder andere sollen die
d. *Angehörigen und Betreuungspersonen* unterstützen. Dem Umgang von Betreuenden mit der Belastung und der eigenen psychischen Gesundheit wird große Bedeutung beigemessen (Monsch et al. 2008).

Für psychosoziale Interventionen im Umgang mit BPSD spricht:

- Sie zielen auf psychosoziale und umgebungsbezogene Bedürfnisse ab.
- Sie zeigen, im Gegensatz zu Medikamenten, keine oder kaum Nebenwirkungen.
- Eine gute Medikation kann auffällige Verhaltensweisen zwar maskieren, aber die zugrunde liegenden Bedürfnisse nicht befriedigen und schränkt oft als Nebenwirkung die Kommunikationsfähigkeit weiter ein (Cohen-Mansfield 2004, S. 290).

Das Lehrbuch von Förstl erklärt, dass sich nichtmedikamentöse Methoden bei BPSD durch die Stress-Reduktion theoretisch begründen lassen, da diese wesentlich zum psychischen Wohlbefinden beitragen (Romero 2005, S. 297).

Tab. 3.2 Zusammenfassung der Empfehlungen zu psychosozialen Maßnahmen bei BPSD nach S3-Leitlinie Demenz (DGPPN 2009a, S. 41–42)

Allgemeine Empfehlungen
Zur Prävention und Behandlung von BPSD kann verstehende Diagnostik, validierendes Verhalten und Erinnerungspflege eingesetzt werden. In der akuten Situation können basale bzw. sensorische Stimulation, der Einsatz von Musik, Snoezelen, körperliche Berührung und körperliche Bewegung wirksam sein. Individuelles Verhaltensmanagement, Angehörigen- und Pflegendenschulungen sowie kognitive Stimulation sind wichtige Elemente bei der Behandlung von BPSD.
Symptom- und syndromspezifische Empfehlungen
Zur Behandlung **depressiver Symptome** bei Demenzerkrankten sind Edukations- und Unterstützungsprogramme von Pflegenden und Betreuenden wirksam und sollten eingesetzt werden. *Empfehlungsgrad B, Evidenzebene IIb* *Statement:* Zur Behandlung depressiver Symptome können individualisierte patientenbezogene Interventionen und strukturierte Freizeitaktivitäten eingesetzt werden. Es lässt sich aus der aktuellen Literatur *keine* Empfehlung zur nicht-medikamentösen Behandlung von **hohem Bewegungsdrang** von Demenzerkrankten ableiten. Familienähnliche Esssituationen, verbale Unterstützung und positive Verstärkung können das **Essverhalten** von Menschen mit Demenz verbessern und können empfohlen werden. *Empfehlungsgrad B, Evidenzebene IIb* Angemessene strukturierte soziale Aktivierung während des Tages kann zu einer Besserung des **Tag-Nacht-Schlafverhältnisses** führen und sollte eingesetzt werden. *Empfehlungsgrad B, Evidenzebene IIb* Zur Prävention von Erkrankungen, die durch die Pflege und Betreuung hervorgerufen werden, und zur Reduktion von Belastung der pflegenden Angehörigen sind strukturierte Angebote für Bezugspersonen von Demenzerkrankten sinnvoll. Inhaltlich sollten neben der allgemeinen Wissensvermittlung zur Erkrankung, das Management in Bezug auf Patientenverhalten, Bewältigungsstrategien und Entlastungsmöglichkeiten für die Angehörigen, sowie deren Integration in die Behandlung des Demenzkranken im Vordergrund stehen. *Empfehlungsgrad B, Evidenzebene IIb*
Erläuterungen: *Evidenzgrad* entspricht Evidenzgradierung ➤ Kapitel 9.2.1 im Methodenteil; *Empfehlungsgrade:* A „soll"-Empfehlung, B „sollte"-Empfehlung, C „kann"-Empfehlung, GCP „Good Clinical Practice"

Es sollte laut Cohen-Mansfield (2004, S. 303) dennoch differenziert werden, welche Symptome sich ändern sollten. Erklärtes Ziel bei verbaler Aggression ist zum Beispiel die Reduktion des Verhaltens. Im Gegensatz dazu sind bei physischen nichtaggressiven Verhaltensweisen Übungen mit dem Ziel einzusetzen, diese Verhaltensweisen in Kanäle zu lenken, die nicht störend auf das Umfeld wirken. Wandern (engl. Wandering) soll beispielsweise nicht primär gestoppt, sondern an Orte verlegt werden und auf eine Art stattfinden können, die zum Wohlbefinden des Patienten beiträgt oder ihn zumindest nicht in Konflikt mit der Umgebung bringt.

Analog der Empfehlungen bei der medikamentösen Therapie zeigt ➤ Tabelle 3.2 nachfolgend, was die Demenzleitlinie der DGPPN (2009a, S. 109f.) bezüglich psychosozialer Strategien bei BPSD empfiehlt.

Eine evaluative Literaturstudie von Forschern der Universität Hamburg berichtet zur Behandlung von BPSD von hohen Evidenzlevel für kognitive Verhaltenstherapie (insbesondere bei Depressivität) und Psychoedukation und kognitiv-behaviorale Psychotherapie. Letztere spielt bei der Reduktion psychischer Belastung und psychopathologischer Symptome sowohl bei Angehörigen als auch bei Patienten (Fischer-Terworth et al. 2008, S. 1) eine Rolle. Nur bedingt wirksam sind Ansätze sensorischer Therapie, wobei sich zunehmende Evidenz für die Bedeutung einer milieutherapeutischen Umweltgestaltung zeigt (Weyerer et al. 2005; Dettbarn-Reggentin 2005). Kverno et al. (2009, S. 840) berichten ebenfalls von limitierter, aber doch nachweisbarer Evidenz für Umgebungsgestaltung, die soziale und räumliche Überforderung durch ein Übermaß an Reizen verringern soll. Auch Pflegepersonaltraining, das Sensitivität und Validation der nonverbalen Ausdrucksmöglichkeiten und des emotionalen Ausdrucks schult, sowie individuelle Tagesstrukturplanung zum Ausgleichen von Unter- und Überstimulation sollen eine messbare Wirkung haben.

3.3 Einfluss der Erklärungsmodelle auf Therapieansätze

Um die unterschiedlichen Ansätze der nichtmedikamentösen Therapien, wie sie in der Literatur genannt werden, zu verstehen, ist es wichtig, sich unterschiedliche Theorien anzusehen, aufgrund derer das beobachtete Verhalten erklärt wird. Diese Erklärungsansätze sind richtungweisend für den Einsatz psychosozialer Maßnahmen. Cohen-Mansfield (2004), die sich sehr ausführlich mit herausfordernden Verhaltensweisen befasst hat, erläutert drei unterschiedliche Denkmodelle.

a. Modell der unbefriedigten Bedürfnisse

Bei diesem Modell setzt die therapeutische Maßnahme bei Bedürfnissen an, die in unbefriedigtem Zustand Ursache für auffälliges Verhalten sind. Unter anderem kann sensorische Deprivation durch eine Hörhilfe oder durch einen leicht zugänglichen Gartenbereich verhindert werden. Weitere Möglichkeiten der sensorischen- und sozialen Stimulation, die potenzieller Langeweile und Einsamkeit vorbeugen, liegen im gezielten Angebot von Aktivitäten und im bewussten Pflegen von Sozialkontakten.

b. Das ABC-Modell

Ausgehend von der Annahme, dass ein Patient als Folge eines Auslösers (Antecedent) wie z. B. einer lauten Umgebung ein Verhalten (Behaviour) wie Aggressivität zeigt, wirkt die therapeutische Konsequenz (Consequence) auf den Auslöser zurück. Für das genannte Beispiel ist eine mögliche therapeutische Konsequenz, dass der Patient von zu starken akustischen Reizen abgeschirmt wird.

c. Progressive Lowered Stress Threshold Model

Hall & Buckwalter entwickelten ein Modell zur Vulnerabilität gegenüber Umgebungseinflüssen. Dies bedeutet, dass die Schwelle der Stresserfahrung als Folge abnehmender kognitiver und sozialer Fähigkeiten sinkt (Hall & Buckwalter 1987). Die therapeutischen Ansätze, die dieses Modell berücksichtigen, haben zum Ziel, Stressoren in der Umgebung zu minimieren und/oder die Entspannung zu steigern. Es wird davon ausgegangen, dass Betroffene sich weniger gegen Außenstimuli abgrenzen können und der Schwellenwert, bei dem der Affekt das Verhalten beeinflusst, im Zuge der kognitiven Beeinträchtigung sinkt. Demenzpatienten verlieren demzufolge zusehends ihre Copingfähigkeiten und erleben die Umgebung als zunehmend Stress auslösend (Cohen-Mansfield 2004, S. 289).

Es scheint, als würden sich die genannten Modelle teilweise widersprechen, da das eine besagt, dass Unterstimulation zu Problemverhalten führen kann, wohingegen das andere empfiehlt, Außenstimuli eher zu reduzieren, um die Patienten nicht unnötig in Stress zu versetzen. Es ist jedoch möglich, dass die unterschiedlichen Modelle schlicht unterschiedliche Verhaltensweisen bei verschiedenen Menschen erklären und alle ihre Richtigkeit haben können. Hersch & Falzgraf (2007) erinnern mit Nachdruck daran, dass das gezeigte problematische Verhalten immer der Versuch sei, etwas zu kommunizieren.

4 Musiktherapie bei Demenz

Das Kapitel zur Musiktherapie beschreibt die Definitions- bzw. Abgrenzungsproblematik zu anderen psychosozialen Maßnahmen mit Musikeinsatz. Zudem stellt es Indikationen und Behandlungsansätze aus der Standardliteratur vor und spricht auch praxisrelevante Aspekte wie Methoden- oder Settingfragen an. Anschließend wird der Fokus auf BPSD gelegt und als Vorbereitung auf die geplante Untersuchung die Evidenzfrage zu Musiktherapie bei Demenz behandelt.

4.1 Differenzierung von Musikeinsatz und Musiktherapie bei Demenz

Viele psychosoziale Interventionen bei Demenz beinhalten den therapeutischen und nichttherapeutischen Einsatz von Musik, ohne dass dieser genauer definiert wird. Pflegewissenschaften, psychologische Ansätze, Physiotherapie, Ergotherapie und auch die Milieugestaltung bedienen sich der gewinnversprechenden Potentiale der Musik, ohne Musikauswahl und -einsatz genauer zu begründen.

Raglio & Gianelli (2009) fordern deshalb zu recht, keine musikalischen Interventionen unter dem Begriff der Musiktherapie laufen zu lassen, die nicht explizit therapeutisch seien und stellen folgende Unterscheidungskriterien auf:

Die erreichten Effekte sollen replizierbar sein, wenn möglich anhalten[1] und auf einem klaren theoriegestützten Konzept basieren. Ein zeitlich-räumlich strukturiertes Setting soll dem therapeutischen Prozess einen klaren Rahmen geben. Des Weiteren ist es für eine evidenzbasierte Praxis wichtig, klinische Kriterien für die Aufnahme der Behandlung zu definieren. Zu Beginn muss ein musiktherapeutisches Assessment stattfinden, dann therapeutische Ziele definiert werden und ein therapeutischer Vertrag geschlossen werden. Zusätzlich wird die Behandlung evaluiert (Raglio & Gianelli 2009, S. 294).

Auf BPSD bezogen spielt wie bereits erwähnt, die Umgebungsgestaltung eine wichtige Rolle. Hier wird die Definition von Raglio & Gianelli relativiert. Sonntag (2005a) und Muthesius et al. (2010, S. 276 f.) widmen sich musiktherapeutischen Überlegungen zu adäquaten Musikhörprogrammen und einem demenzgerechten akustischen Milieu. Dies ist ein Arbeitsfeld, dass nicht zwingend musiktherapeutisch sein muss, von Musiktherapeuten jedoch kompetent und differenziert geplant und gestaltet werden kann. Aus Sicht der Praktiker kann oder muss dieses Aufgabengebiet Raglios Definition ergänzen.

Grümme (1997) stellt eine Systematisierung musiktherapeutischer Ansätze im Bereich der Psychogeriatrie vor. Zur Abgrenzung der Musiktherapie von anderen Angeboten, die sich Musik oder musikalischer Mittel bedienen, führt Grümme ebenfalls die Professionalität der Therapeutenper-

[1] Im Zusammenhang mit einem Demenzsyndrom ist dies nur in eingeschränktem Masse möglich.

Evidenzbasierte Musiktherapie bei BPSD. http://dx.doi.org/10.1016/B978-3-437-31683-8.00004-7

Tab. 4.1 Unterscheidung Musik und Musiktherapie bei Demenz (Raglio & Gianelli 2009, S. 295)

Musik	**Musiktherapie**
Professioneller aus Musikbereich Kein spezifisch therapeutisches **Setting** Kein spezifisches **Interventionsmodell**	Professioneller Musiktherapeut mit entsprechenden musikalischen und beziehungsgestalterischen Fähigkeiten Strukturiertes therapeutisches **Setting** **Musiktherapeutisches Bezugsmodell,** basierend auf theoretischen und methodischen Kriterien
Ziele: vorübergehendes Wohlbefinden, Verbesserung der Stimmung, des Sozialverhaltens, der Erinnerungen und Stimulation der geistigen Verfassung, Entspannung	**Ziele** die anhaltend sein sollen: BPSD verbessern und Prävention bzw. Stabilisierung von Komplikationen (Verbesserung der Kommunikation und Beziehungsfähigkeit)
Inhalte: strukturierte musikalische Initiative (rhythmischer Gebrauch von Instrumenten, Singen, Bewegung zu Musik etc.) und Musikhören (z. B. klassische oder bevorzugte Musik)	**Inhalte:** aktive Musikimprovisation, Höraktivitäten, die verbale und sonstige Ausdrucksmöglichkeiten beinhalten (möglichst schon bei beginnender Demenz)

son und das therapeutische Konzept an, im Rahmen dessen musikalische Interventionen angeboten und entwickelt werden (1997, S. 20).
Das primäre Behandlungsziel der Musiktherapie bei Demenz liegt nach Adler (2013) nicht in einer vorübergehenden Veränderung des emotionalen Befindens, sondern in der Begleitung der Betroffenen in ihrer persönlichen Emotionalität, aus der sich eine Stimmungsmodulation ergeben kann.

4.2 Musiktherapeutische Differentialdiagnostik

Bislang ist es noch nicht möglich, musikalisches Verhalten systematisch unter-schiedlichen Demenzdiagnosen zuzuordnen. Zwar haben Aldridge et al. (2000, S. 131 f.) eine Systematik für musikalische Evaluierungselemente entwickelt, die dadurch gewonnen Erkenntnisse dürften jedoch bestenfalls für den Krankheitsverlauf einzelner Patienten interessant sein. Die Systematik vergleicht medizinisch-psychologische Einschätzungen mit musikalischem Handeln und kann kognitive Assessmentinstrumente ergänzen, ist jedoch bei weitem nicht alleine einsetzbar oder trennscharf.
Nachfolgend wird der Versuch einer musiktherapeutischen Differenzialdiagnostik von Muthesius et al. (2010, S. 104) auszugsweise dargestellt. Er ist noch nicht ganz ausgereift, liefert aber eine gute Diskussionsgrundlage für eine mögliche Systematisierung. Wichtige Beobachtungskriterien sind dabei das soziale, das psychodynamische und das kognitive Verhalten, da hier die unterschiedlichen Diagnosen am besten abgrenzbar scheinen. Einige der praxisorientierten Beispiele werden nachfolgend diskutiert, beginnend mit einem Kommentar zur Unterscheidung von depressiver Pseudodemenz und Demenz. In der Musiktherapie zeigt sich, wenig überraschend aber doch erwähnenswert, dass Menschen mit einer Demenz oft emotional sehr viel direkter und schneller auf Musik reagieren als Menschen mit einer Depression.
Demenz aufgrund von Intoxikation ist in der Musiktherapie daran zu erkennen, dass das emotionale Reaktionsspektrum auf Musik oft sehr stereotyp ausfällt. Dasselbe Lied bewirkt beispielsweise immer wieder Tränen, während Menschen mit Demenz vom Alzheimertyp sehr viel differenzierter und überraschender reagieren.

Menschen mit einer Korsakov-Demenz wünschen gerne Schunkellieder, fühlen sich über längere Zeit immer gleich alt und durchlaufen nicht wie Alzheimerpatienten eine deutliche Rückkehr in vergangenen Lebenswelten. Zu Menschen mit einer vaskulären Demenz wird angemerkt, dass die Patienten die Therapeuten oft wiedererkennen und über dem Nichtverstandenwerden Ungeduld entwickeln, was als Zeichen erhaltener kognitiver Funktionen verstanden werden kann.
Alzheimerpatienten zeigen eher die Tendenz, Verstehenslücken zu überspielen. Menschen mit einer vaskulären Demenz akzeptierten auch weniger Ersatzaktivitäten (Dysbalance zwischen kognitiven Defiziten und intakten Leistungen) und neigen zu Depression und starken Stimmungsschwankungen.
Bezüglich der Musik von Lewy-Body-Demenz Patienten können ähnliche Verhaltensweisen wie bei einer Demenz bei Parkinson beobachtet werden. Dazu gehören beispielsweise Mut zum Überschreiten von Konventionen, emotionale Freiheit und gleichzeitige Fähigkeit, dies an sich wahrzunehmen. Der letzte Punkt zeigt einen deutlichen Unterschied zu Alzheimerpatienten, die diese Selbstobjektivität verlieren.
Bei frontotemporaler Demenz zeigt sich zum Beispiel eine Tendenz zum „Nachäffen" der Anderen und eine Enthemmung der Sprache (Fäkalsprache oder auch erotisierte Sprache). Die Betroffenen reagieren teilweise gar nicht oder sehr unberechenbar auf musikalische Angebote. Muthesius geht hier so weit, festzuhalten, dass dieses auffällige Phänomen trotz des nicht sehr häufigen Vorkommens der Krankheit als diagnostischer Hinweis genutzt werden könne (Muthesius et al. 2010, S. 106 f.).

4.3 Indikationen und Behandlungsansätze

Musiktherapie ist deshalb sinnvoll, weil der von Demenz betroffene Mensch zwar möglicherweise ohne verbale Sprache aber zu einer Interaktion mit allen Sinnen in der Lage ist. Der Musiktherapeut kann das Gegenüber sein, das diese Interaktion auf- und annimmt und dieser zusammen mit dem Betroffenen auf musikalischer Ebene Ausdruck verleiht (vgl. Muthesius 2010). Bewusst wird in der Musiktherapie Wert auf Emotionalität und Kreativität gelegt und auch bei starken kognitiv-verbalen Defiziten über das eigene Gestalten, Spielen und Singen, das Erleben und Wiedererleben eigener Gefühle erleichtert.
Der sich an ICD-10 orientierende Indikationskatalog der DMTG (Muthesius et al. 1999) schreibt als Vorkommentar zu Demenzen, dass sich biographisch relevante Musikerfahrungen als resistent gegen viele Arten des Vergessens gezeigt hätten (Indikationskatalog ➤ Tabelle 4.2). Musik habe erheblichen Erinnerungswert und könne selbst bei stärksten Gedächtnisstörungen noch wiedererkannt werden. Da ihre wichtigste Funktion überdies in der Anregung von Emotionalität liege, sei sie in der Lage, an die verbliebenen emotionalen Fähigkeiten orientierungsgestörter Patienten anzuknüpfen. Die Patienten verfügten zudem über Restkompetenzen im Ausdruck und Verständnis von nichtsprachlichen Symboliken. Hier biete die Musik mit ihrem starken außermusikalischen Bedeutungsgehalt einen Zugang zu Kommunikationsmöglichkeiten. Diese Eigenschaften der Musik bilden nach Muthesius et al. die Grundlage musiktherapeutischer Behandlungskonzepte für dementiell Erkrankte. Auch Aldridge (2000, S. 13) ist der Meinung, dass Musik, bzw. Musiktherapie genau am Punkt des Versagens verbaler Kommunikation eine Möglichkeit des Ausdrucks und des Verständnisses anbieten könne. Er sieht eine Chance darin, dass Laute, Gesten und Bewegungen in der Musik kommunikativen Sinn ergeben können.

Tab. 4.2 Indikationen für Musiktherapie bei dementiellen Erkrankungen [G269]

Störungen und Probleme **Therapieziele und Therapieverfahren**
1.1 Störung des Kurzzeitgedächtnisses Entwicklung von Routine mit Hilfe stark strukturierter musikalischer Formen (Lieder, Rhythmen) sowie einfach strukturierter musikalischer Handlungsformen (Singen, Instrumentalimprovisation)
1.2 Störung des Langzeitgedächtnisses mit der Folge des Verlust der Orientierung zur Zeit, zum Raum und zur Person (Teil des Eindrucks von Persönlichkeitsveränderung) • Reaktivierung von Erinnerung durch biographisch relevante Musikstücke und musikalischer Handlungsformen. Das Wiederfinden von – emotional bewegenden – Musikerinnerungen reaktiviert bildliche Assoziationen, verknüpft die Emotionalität mit dem Denken und löst Erzählungen – also das Wiederfinden sprachlicher Fähigkeiten – aus. Dies führt zur Stärkung des Identitätsgefühls und des Identitätsbewusstseins. • Hilfen zur Orientierung in Raum und Zeit durch musikimmanente Ordnungsphänomene in der Melodik und Rhythmik
1.3 Konzentrations- und Aufmerksamkeitsstörungen, geringes Durchhaltevermögen Motivationsförderung durch musikalische Aktivität, Bindung der Aufmerksamkeit an emotional bewegende und subjektiv sinnhafte musikalische Angebote
1.4 gestörte Steuerungsfähigkeit von Stimmungen und Affekten Nutzung der strukturierenden und stimmungsregulierenden Wirkung von Musik, sowie Herstellung eines Verstehenszuganges des Patienten zu seinen eigenen Gefühlen über die Symbolhaftigkeit von Musik.
1.5 Aphasien: sprachliche Stereotypien, Wortfindungsstörungen, Konfabulation, Verarmung der Sprache • Reaktivierung des automatisierten Sprachvermögens mit Hilfe von aus der Kindheit und Jugendzeit vertrauten Gedichten und Liedern (Liedtexte, rhythmisierte Sprache) mit dem Ziel der Stärkung des Selbstvertrauens sowie der Ermöglichung eines Verstehenszuganges zu Bedeutungen. • Gezielte Angebote aus dem Bereich der *Melodischen Intonationstherapie*[2] zur ansatzweisen Wiedererlangung des spontanen sowie auch bewussten Wortabrufs
1.6 Verlangsamung der Wahrnehmung und Verarbeitung komplexer Situationen (Teil des Eindrucks von Persönlichkeitsveränderung) Herstellung einfach strukturierter und vertrauter Situationen, z. B. gemeinsames Singen oder Paartanz, zum Zweck der Reaktivierung des Gefühls der Stabilität und des Aufgehobenseins als Grundlage der Ermöglichung von Wahrnehmungs- und Verhaltenserweiterung (über den Weg der Anregung, Koordination und Synchronisation des akustischen, visuellen, taktilen und propriozeptiven Sinns).
1.7 Gestörte Fähigkeit zur Verarbeitung von Versagensgefühlen • Ermöglichung des Rückgriffs auf verbliebene Fähigkeiten wie z. B. Musikhören, Tanzen und Singen zur Kompensation von Versagenssituationen • Persönlichkeitsstärkendes (Wieder-)Erleben von verloren geglaubten Fähigkeiten
1.8 Kontaktstörungen Ermöglichung nonverbaler Kontaktaufnahme und Kommunikation durch Musik mit dem Ziel, einen Verstehenszugang zu dem Patienten und Ausdrucksmöglichkeiten für den Patienten zu finden.
1.9 Antriebsarmut, Verlust der Vitalität (Teil des Eindrucks von Persönlichkeitsveränderung) Reaktivierung der inneren, emotionalen Beweglichkeit mit dem Ziel der Wiederentdeckung von Genussfähigkeit, Lebendigkeit, Teilnahmefähigkeit, Sinnhaftigkeit als Grundlage der vitalen Grundspannung.

[2] Ansatz aus der neurologischen Musiktherapie

Tab. 4.2 Indikationen für Musiktherapie bei dementiellen Erkrankungen [G269] (Forts.)
Störungen und Probleme **Therapieziele und Therapieverfahren**
1.10 Apraxie: Störungen der Handlungsdurchführung • Koordination der Grobmotorik als musikalisch-rhythmisches Training durch gezielten Einsatz bewegungsmotivierender Musik.
Therapieformen: je nach Entwicklungsstand der Krankheit: Gruppentherapie für Anfangsstadien der Erkrankung, Einzeltherapie in den weit fortgeschrittenen Stadien der Erkrankung

„Als Möglichkeit, trotz gestörter Gedächtnis-, Sprach- und Kommunikationsleistung dennoch eine Verstehens- und Verständigungsform zu finden, hat sich Musiktherapie als die basalste Form der Therapie für Demente erwiesen“ (Muthesius et al. 1999, S. 13).
Oberstes Prinzip für die Autoren des Indikationskataloges ist das Vermeiden von Misserfolgserlebnissen. Ausserdem wird darauf verzichtet, auf die Realität hinzuweisen und Verhaltenskorrekturen anzubringen. Die andere Realität wird respektiert und akzeptiert (Beyer-Kellermann & Muthesius 2002, S. 19). ➤ Tabelle 4.2 zeigt, wie auf kognitive und auch auf sich entwickelnde affektive und behaviorale Problematiken musiktherapeutisch reagiert werden kann. Welche Behandlungsansätze unterschieden werden, wird erläutert, nachdem im Folgenden Erklärungsansätze für musikalisches Verhalten von Demenzpatienten erläutert worden sind.
Grümme (1997, S. 71 f.) formuliert aus der Übersicht einer großen Anzahl klinischer Studien folgende Ziele für die musiktherapeutische Arbeit mit Demenzpatienten:

- **a.** Psychologische Ziele: Emotionale Aktivierung, Aktivierung der Erinnerungstätigkeit, Freude, Steigerung des Selbstwertgefühls und Vermittlung von Erfolgserlebnissen, Beeinflussung emotionaler Verhaltenstörungen
- **b.** Körperliche Ziele: Mobilisierung motorisch-physiologischer Prozesse, kognitive Aktivierung, Aktivierung der Sprachfähigkeit
- **c.** Soziale Ziele: Kommunikation, Austausch von Erinnerungen und Erfahrungen

4.3.1 Variablen musiktherapeutischer Konzepte

Muthesius et al. (2010) spannen ein weites Netz von Themen auf, auf deren Grundlage sich musikalisches Verhalten von Demenzpatienten erklären lässt. Die Kernpunkte, die dem musikalischen Verhalten und somit auch den musiktherapeutischen Konzepten zugrunde liegen, werden nachfolgend aufgelistet:

- Neuronale Voraussetzungen
- Biographie
- Aktuelle Befindlichkeit
- Art der Erkrankung
- Phasen der Demenzerkrankung (bei Alzheimer)

Musiktherapeutische Konzepte bzw. – Behandlungsansätze berücksichtigen mit unter-schiedlicher Gewichtung die genannten Faktoren. Zum ersten der genannten Punkte werden folgende neuropsychologische Überlegungen bezüglich Musikverarbeitung und Demenz eingefügt:
Musikverarbeitung und emotionale Verarbeitungsprozesse stehen in direkter Verbindung. Das Gehör ist eng mit dem limbischen System verknüpft und durch Musik können nachweislich dieselben neuronalen Systeme für Belohnung und Emotion wie Drogen, Sex oder Schokolade. Wosch

(2013, S. 26f.) nennt diesen durch Musik ausgelösten Effekt ein „Stellvertretererleben" und stellt die Überlegung an, dass Musikerleben als komplexe abstrakte Denkleistung Demenzpatienten eine tiefe kognitive Befriedigung ermögliche und kognitive Einbussen in diesem Moment infrage stelle. Im nachvollziehbaren Verweis auf Grawe bezeichnet Wosch Musiktherapie (und genanntes „Stellvertretererleben") bei Demenz als eine Art Neuropsychotherapie.

4.3.2 Unterschiedliche Behandlungsansätze

Zunächst werden zwei Systematisierungsmöglichkeiten für Behandlungsansätze beschrieben (Tüpker 2001 und Muthesius 2010) und teilweise auch etwas genauer ausgeführt.
Tüpker (2001) nennt als erstes defizitorientierte Ansätze, die in der therapeutischen Arbeit dazu dienen, durch Training Defizite und Inkompetenzen zu überwinden. Sie werden von entwicklungsoffenen Ansätzen unterschieden, die nicht gegen die Demenz angehen, sondern das Erleben unter dem Einfluss des hirnorganischen Abbaus zu verstehen versuchen. Die Richtung der Entwicklung der Patienten ist offen und impliziert somit auch Rückzug oder Apathie.
Nach Muthesius et al. (2010, S. 125) polarisiert sich musiktherapeutische Demenzarbeit zwischen Arbeit mit biographischem Material und freier Improvisation.
Schwabe sprach schon in den 1980er Jahren von „Schlüsselliedern" als Code zur Biographie. Daraufhin forderte Muthesius, die Ressourcen und Ausdrucksformen der Patienten, ihre im Leben erworbenen musikalischen Umgangsformen zu lernen, statt sie neue (die Ausdrucksformen der Therapeuten) zu lehren, nur damit die Therapeuten in der Lage seien zu helfen. Diese Ansicht steht dem zweiten Ansatz diametral gegenüber. Vor allem in Westdeutschland wurde der Gebrauch von bekannten Musikstücken oder „musikalischen Zitaten" laut Muthesius in den 1980er Jahren eher gering geachtet.
Grümme (1997, S. 24) als eine Hauptvertreterin der biographieorientierten Musiktherapie monierte Ende der 90-er Jahre die Vernachlässigung des Liedgutes im Vergleich mit Improvisationstechniken in musiktherapeutischen Ausbildungen, da sie erstere ganz klar als zentralen Bestandteil der Demenzarbeit sah.
Nach Grümme (1997, S. 190) impliziert biographieorientierte Musiktherapie das Aufgreifen der aus der Lebensgeschichte der Patienten bekannten Musik und deren Einbinden in das therapeutische Konzept. Ein Modell von Whithcomb zum „awakening" ist Teil dieses Ansatzes. Es beschreibt, dass über bedeutungsvolle Musik in der psycho-physischen Aktivierung vorübergehende sprachliche und geistige Fähigkeiten wiedererlangt werden können und so das Bewusstsein für die eigene Lebensgeschichte und Identität lebendig werde (Grümme 1997, S. 33).
An das Konzept von Grümme angelehnt entwickeln Hörmann & Weinbauer (2006) ein musikbiographisches Konzept, das mit „Heimatmusik" ein „Zuhause" schaffen möchte und „... über die Brücke der Vergangenheit Kontakt aufnehmen und den Betroffenen helfen (möchte), an Bekanntes und Vertrautes anzuknüpfen" (Hörmann & Weinbauer 2006, S. 29). Persönlichkeit und Lebensgeschichte sind zentrale Begriffe in dieser Arbeit, die anfangs einen relativ großen Gesprächsanteil inklusive des Erfassens der Musikbiographie beinhaltet und später dem Ansprechen anderer Sinne als Schlüssel zum Menschen dienen sollen.
Tüpker (2001) wiederum misst der Frage des Settings einige Bedeutung zu. Es sei relevant für die Potenziale von Improvisation und den Gebrauch von bekannter Musik. Vor allem in Einzelsetting und Kleingruppen könne Improvisation ein zentrales Mittel sein, während in Gruppen bekannte Musik das Mittel der Wahl sei.

Dehm-Gauwerky fragt wiederum im Gegenzug dazu, ob bekannte Lieder nicht einen zu hohen Anforderungscharakter haben könnten und Improvisation nicht auch identitätsstiftend sein könne. Improvisation wird bei Muthesius et al. (2010, S. 127) nicht als ein bestimmtes musikalisches Produkt verstanden, sondern als Form der Interaktion, die beiden Partnern „freies Spiel" ermöglicht. Den gesamten therapeutischen Prozess wollen die Autoren als Improvisation verstanden sehen, in dem sie einleuchtend argumentieren, dass Menschen mit einer Demenz in der Gegenwart lebten und Planung und Zukunft folglich nicht nachvollziehbar seien. Das Befinden schwanke innerhalb weniger Minuten und Bedürfnisse könnten nicht aufgeschoben werden, damit Selbstwirksamkeit und Akzeptanz erlebt werden können. Da es in der Improvisation wie im Spiel[3] nicht um klassische Behandlungsziele gehe, solle besser von musikalischen Potenzialen oder musikalischen Kontaktangeboten gesprochen werden (Muthesius et al. 2010, S. 128). Dieser Einwand hat durchaus seine Berechtigung.
Adler spricht über den Nutzen von Liedarbeit, erklärt neuropsychologische Aspekte zu Musikverarbeitung und stellt Überlegungen zu der oft erhaltenen Kompetenz des Singens vertrauter Lieder an. Der Gebrauch klar vorstrukturierter Musik, nutze die bereits erwähnte neuronale Verbindung zur Emotionalität, damit sich Demenzpatienten kompetent und ihre Emotionalität geordnet bzw. „geformt" erleben (Adler 2013, S. 40 f.). Die Aufmerksamkeit zu fixieren und mit anderen Personen zu interagieren aktiviere das Selbstberuhigungssystem, führt Ridder (2013, S. 52 f.) den Einsatz des Singens weiter aus. Irrelevante Stimuli können in dem Moment ausgeblendet und die Aufmerksamkeit gezielt auf die Gegenwart gerichtet werden. Hiermit geschehe über Emotionen, Handlungen und soziale Interaktion eine Re-orientierung in der Gegenwart (Adler 2013, S. 54).
Wosch (2013) betont im neuesten Lehrbuch zu Musiktherapie bei Alter und Demenz unter anderem, dass nicht wie früher beschrieben nur Musik aus der Kindheit und Jugend relevant sei, sondern die Voraussetzung für erinnerte und vertraute Musik in deren Emotionalität und Wiederholung liege. Wosch nennt als musikalisch relevantes Material das Singen und Hören favorisiert Musik aus allen Lebensphasen und die Improvisation.
Nun folgen, das Arbeitsgebiet illustrierend, noch zwei weitere als erwähnenswert betrachtete musiktherapeutische Handlungsmodelle, bzw. – Interventionstechniken.
Einen neuen Arbeitsansatz zu Demenz entwickelt Warme (2007). Unter dem Fokus der Beziehungsgestaltung werden Interventionstechniken entlang Schumachers Kontaktmodi (Schumacher & Calvet 2007) entwickelt, die es dem Musiktherapeuten erlauben, die teilweise sprunghaft wechselnden Kontaktmöglichkeiten in die Beziehungsgestaltung mit einzubeziehen. Es seien die universellen Eigenschaften der Musik mit „... spezifischen musiktherapeutischen und psychotherapeutischen Wirkqualitäten und dem Arbeitsmodell der Musiktherapeutin ... (Warme 2007, S. 339)", auf denen die Interventionen basierten. Die Wahl der Gruppenform begründet Warme mit den Wirkfaktoren Irvin Yaloms. Gruppentherapie sei dann sinnvoll, wenn sich intra- und interpersonelle Konflikte zeigten (Warme 2007, S. 330). Die Interventionen zu den Kontaktmodi seien relativ einfach der Gruppensituation anzupassen.
Breitinger (2001) veröffentlicht in Leitlinien zum Singen und Musizieren mit Demenzpatienten zwei einfache aber wichtige Kernpunkte. Als erstes wird „strukturierte Offenheit" hervorgehoben. Breitinger empfiehlt eine grobe Strukturierung der Sitzung (Begrüßung, Arbeitsphase, Abschied), stellt aber klar die affektive Kohärenz des Stundenverlaufs über inhaltlich-thematische Stimmigkeit der Beiträge. Damit kommt er Muthesius et al. (2010) sehr nahe. Des Weiteren wird unter „Partieller Partizipation" ein ursprünglich musikpädagogischer Gedanke eingeführt. Dieser hebt

[3] Muthesius verweist auf Stern (2007)

die Wichtigkeit dessen hervor, dass auch stark eingeschränkte Patienten noch die Möglichkeit haben sollten, in irgendeiner Art mitzuwirken, ganz ohne demotivierenden oder ausgrenzenden Leistungsanspruch.
Nach diesen Einblicken wird im Folgenden bewusst der Fokus auf schweregrad-spezifische Inhalte gerichtet, da diese zur Vorbereitung der geplanten Untersuchung wichtig sind.

4.3.3 Berücksichtigung der Demenzschweregrade

Drews (2003) und auch schon Pollack & Namazi (1992) beobachteten, dass die positive Wirkung der aktiven Gruppenmusiktherapie auf das soziale Verhalten von Demenzpatienten schweregradabhängig sei. Dass der Schweregrad Einfluss auf die Art und die Dauer der noch möglichen therapeutischen Maßnahmen habe, beschreiben auch Raglio & Gianelli (2009, S. 295). Musiktherapeutische Gruppentherapie wird eher für das Anfangsstadium, Einzeltherapie in den weit fortgeschrittenen Stadien der Erkrankung empfohlen. Sonntag et al. (2005b) berichteten im Rahmen eines Modellprojektes des Uniklinikums Hamburg-Eppendorf davon, dass je schwerer die Demenz sei, desto geringer der Nutzen freier Improvisation in der Gruppe.
Grümme (1997, S. 35) stellt den widersprüchlichen Gedanken dar, dass a) Patienten mit leichter Demenz wegen der verbliebenen kognitiven Fähigkeiten leichter über Musik anzusprechen sein könnten oder dass b) Patienten mit schwerer Demenz leichter über Musik anzusprechen sein könnten, da der Zugang zur Musik erhalten bleibt, rationale Kontrollmechanismen aber abnehmen.
Grümme (1997, S. 125) spricht nach qualitativem Vergleich verschiedener Studien für die musiktherapeutische Praxis in Bezug auf Schweregrade folgende methodische Empfehlungen aus:

- In allen Stadien geben Demenzpatienten Tanz und Bewegung den Vorzug vor Singen und Spielen von elementaren Instrumenten.[4]
- Bei schwerer Demenz wird das Spielen vibrotaktiler Instrumente dem Singen vorgezogen.[5]
- Bei mittlerer bis schwerer Demenz werden Singen, Tanzen und Spielen elementarer Instrumente der Improvisation/Komposition vorgezogen.[6]

Wosch (2013, S. 25) berichtet von einer ersten Studie die bezüglich des Musikerlebens keine Unterschiede zwischen Menschen in der ersten Phase einer Demenz und Menschen ohne Demenz feststellt, ohne die Art der Demenz genau zu benennen.

Modell zu Schweregraden und Potenzialen der Musik

Muthesius et al. (2010) beschreiben ein Modell mit entwicklungspsychologischer Dimension und dem Schwerpunkt auf Affekten. Zu dessen Erklärung wird thematisch ein etwas weiterer Bogen gespannt. Reisberg beschrieb 1985 ein Sieben-Phasen Modell, das bis heute zur Einschätzung des Schweregrades verwendet wird. Therapeutisch nutzbar ist daran primär seine entwicklungspsychologische Dimension die besagt, dass mit zunehmender Demenz, immer frühere Lebensphasen aktiviert werden, was laut Muthesius et al. (2010, S. 56) insbesondere auf Menschen mit Alzheimerdemenz zutrifft.
Wie bereits erwähnt, spielen in der Musiktherapie Affekte, respektive Emotionalität eine zentrale Rolle. Dies geschieht erstens durch die therapeutische Begegnung und zweitens dadurch, dass das

[4] nach Hanson et al. 1996
[5] nach Clair & Bernstein 1990
[6] nach Brotons & Pickett-Cooper 1994

Tab. 4.3 Phasen der Demenz mit Affektregulierung und Potenzialen der Musik [G269]

Phasen der Demenz	Affekte	Regulierung	Potenziale der Musik
Leichte Demenz	• Kontrollverlustängste (Ängste, die Kontrolle über Vieles, vor allem über die Affekte zu verlieren)	• Zwanghaftigkeit • Depression • Aggression	• Verführung zur Emotionalität oder Hilfe beim Erhalt der Fassade • Stolz auf verbliebene Fähigkeiten oder Frustration über Verluste • Emotionalität bei Musik ist legitim
Mittelgradige Demenz	• Affekte tauchen ungefiltert auf • zunehmendes Bedürfnis nach Affektaustausch	• abnehmende Fähigkeit, Affekte selbst zu aktivieren • kaum eigene Kontrollmöglichkeiten: Abwehrschranken fallen	• bringt Affekte ins Schwingen • meist positive Affekte • Sicherheit durch Verlässlichkeit und Wiedererkennen • Kanalisieren der Affekte
Schwere Demenz	• Abnahme der Vitalität • Abnahme des Bedürfnisses nach Affektaustausch • Rückzug	• keine Strukturierung mehr möglich	• Musik zum Einhüllen, Tragen, Atmosphäre schaffen

therapeutische Medium auf Affekte ausgerichtet ist. Muthesius entwickelt am Beispiel der AD in Anlehnung an Naomi Feils Vier-Phasenmodell der Demenzentwicklung ein musiktherapeutisches Arbeitsmodell, das sich seinerseits analog des Mini-Mental-Status Test auf drei Phasen beschränkt und Potenziale der Musik den wichtigsten Affekten und Regulierungsversuchen zuordnet.

Der therapeutische Kontakt, der über die Musik bis in das Endstadium der Erkrankung ermöglicht wird, ist auch bei Grümme sehr wichtig und wird als Spezialität der Musiktherapie gesehen (Grümme 1997, S. 27). Die Grenzen musiktherapeutischer Unterstützung werden über den kognitiven Abbau und damit einher gehender Aphasie, Agnosie und Apraxie gesetzt (Grümme 1997, S. 63).

Quellenverzeichnis

Der Verweis auf die jeweilige Abbildungsquelle befindet sich bei allen Abbildungen/Tabellen im Werk am Ende des Legendentextes in eckigen Klammern.

G269 Muthesius, D. et al.: Musik – Demenz – Begegnung: Musiktherapie für Menschen mit Demenz. Mabuse Verlag, Frankfurt am Main. ISBN: 9783940529558.

5 Musiktherapie bei BPSD

Die vier bekannten deutschsprachigen Standardwerke von Grümme 1997, Aldridge 2000, Muthesius et al. 2010 und Wosch 2013 widmen sich mit unterschiedlicher Gewichtung dem musiktherapeutischen Umgang mit BPSD. Muthesius et al. behandeln in ihrem praxisnahen Buch mögliche Einflüsse von Verhaltens- und Affektstörungen, ohne diesen ein Extrakapitel zu widmen, während Grümme sich dem Management von Problemverhalten explizit widmet, wie nachfolgend deutlich wird. Aldridge fokussiert BPSD von der empirischen Seite her und bezieht zudem ein von Vink verfasstes Kapitel zu Unruhezuständen ein, aus dem später auch berichtet werden soll. Wosch präsentiert Informationen aus Wirksamkeitsstudien, enthält neuropsychologische und motivationspsychologische Erkenntnisse und Überlegungen zu Musikverarbeitung und stellt unterschiedliche Projekte und Behandlungskonzepte vor, in denen es wiederholt aber selten explizit um BPSD geht.

Voraussetzung für eine musiktherapeutische Behandlung bei BPSD ist nach Gerdner & Swanson (1993, S. 289), dass

a. alle physischen Bedürfnisse gestillt, bzw. physische Beschwerden wie Schmerzen ausgeschlossen bzw. behandelt wurden.
b. der Patient auf Musik reagiert. Denn es ist zu erwarten, dass die persönliche Bedeutung von Musik einen Einfluss auf die Wirksamkeit von therapeutisch eingesetzter Musik haben könnte
c. das Gehör funktioniert.

Auch musiktherapeutische Konzepte zum Umgang mit BPSD greifen auf die in ➤ Kapitel 3.3 dargestellten Erklärungen (unbefriedigte Bedürfnisse, ABC-Modell und Progressive Lowered Stress Threshold Model) zu Entstehung und Anhalten bestimmter Symptome zurück. Grümme (1997, S. 57) empfiehlt beispielsweise, alles gezeigte Verhalten als Bewältigungsversuch oder Vermeidungsstrategie zu verstehen und hält fest, dass ein demenzgerechtes Milieu viel Geduld und einen angepassten Interaktions- und Kommunikationsstil brauche.

5.1 Leitfaden zum Umgang mit Problemverhalten

Grümme (1997, S. 59 f.) empfiehlt zum Umgang mit herausforderndem Verhalten:

a. Patienten zur Teilnahme motivieren und
b. Problemverhalten akzeptieren.
c. Die Aufmerksamkeit auf ein anderes Thema lenken und die Patienten in eine musikalische Aktivität einbinden.
d. Frustration durch das Anknüpfen an vorhandene Fähigkeiten vermeiden.
e. Halboffene Gestaltung der Sitzung, inklusive der Möglichkeit, sich im Raum zu bewegen oder diesen zu verlassen.
f. Gruppenarbeit mit höchstens sechs Teilnehmenden planen.
g. Einzelsetting für Patienten einrichten, die in einer Gruppe nicht zu integrieren sind.

Evidenzbasierte Musiktherapie bei BPSD. http://dx.doi.org/10.1016/B978-3-437-31683-8.00005-9

5.2 Musiktherapie bei Hyperaktivität

Wie bereits gezeigt wurde, spielen agitierte Verhaltensweisen im Pflegealltag und auch in der Forschung eine herausragende Rolle. Sie werden in der musiktherapeutischen Standardliteratur als einziger Symptomcluster explizit thematisiert.
Aldridge 2000 zeigt anhand einiger etwas älterer Studien eine positive Wirkung auf unruhige Verhaltensweisen und unterstreicht die Bedeutung musikalischer Vorlieben.
Vink (2000, S. 75) berichtet aufgrund einer qualitativen Analyse verschiedener Studien[1] von Effekten auf Wandern (z. B. längere Sitzzeiten), Reduktion von aggressivem Verhalten und mehr Kooperation beim Baden. In Essenssituationen seien unter Musikbeschallung weniger körperliche Aggressivität, weniger verbale Agitiertheit, mehr Nahrungsaufnahme, längere Sitzzeiten und weniger gezeigtes ängstliches und depressives Verhalten zu beobachten. Auch repetitives Vokalisieren nehme unter Musikrezeption ab. Vink wirft die Frage auf, ob es die Art der Musik sei, die entsprechende Effekte erziele (die meisten Studien verwenden Musikrezeption). Die Studienergebnisse legen den Schluss nahe, dass langsame entspannende Musik zur Reduktion von agitierten Verhaltensweisen führen könne.
Des Weiteren sei zu vermuten, dass Musik die persönlichen Vorlieben entspreche (für Kleingruppen sei das noch in eingeschränktem Ausmaß möglich), eine bessere Wirkung erziele. Gleiches berichtet auch Grümme (1997, S. 122).[2]
Settingspezifisch äußert Vink, dass aktive Gruppenmusiktherapie in der Kleingruppe v. a. Wandern und Schreien reduzieren könne, wobei es sehr wenige Studien zu aktiver Musiktherapie gäbe. Rezeptiver Einsatz[3] von Musik müsse bewusst geplant sein, da er auch unangenehme Assoziationen auslösen könne. Es bleibe unklar, ob Gruppenmusiktherapie so effektiv sein könne wie das Einzelsetting.
Auch ein positiver Einfluss auf das Pflegepersonal wird angesprochen, da dieses von mehr Kooperation der Patienten und positiven Momenten berichtet, wenn Patienten plötzlich zu singen anfingen. Vink sieht darin eine möglich Burnoutprophylaxe für professionelle Pflegende (Vink 2000, S. 87).
Vink kommt zum Schluss, dass Musiktherapie eine erfolgversprechende nichtmedikamentöse Intervention bei agitierten Verhaltensweisen sein könne und fragt danach, wie die Musik funktioniere und weshalb sie beruhigend wirke. Musik fördert die Entspannung und reduziert Stresshormone wie Cortisol. Ausserdem ist das Progressive Lowered Stress Thershold Model von Hall & Buckwalter (➤ Kap. 3.3, S. 23) bekannt. Es spricht sich dafür aus, verbliebene Fähigkeiten zu unterstützen und nicht Verlorenes wiederherzustellen, um ein maximales Leistungsniveau zu erreichen und zu erhalten. Vink fordert deshalb dazu auf, mehr hierüber zu forschen. Es brauche Ansätze, die nicht den kognitiven Verfall verlangsamen, sondern verbliebene Fähigkeiten stimulieren und somit die Lebensqualität verbessern und erhalten. Vor einem Jahrzehnt stufte Vink den Stand der Forschung als vielversprechend ein. Kleine Probandenzahlen und fehlende Kontrolle anderer Faktoren, die für den Rückgang der Agitiertheit verantwortlich sein könnten, wurden aber bemängelt. Es gebe gute Einzelergebnisse für einzelne Schweregrade, die sich jedoch nicht

[1] Alle diese Studien wurden zwischen 1989–1998 publiziert.
[2] Vink und Grümme stützen sich auf Studien von Lord & Garner 1993, Gerdner & Swanson 1993, Olderog, Millard & Smith 1989, Pollack & Namazi 1992; Pickett-Cooper 1996.
[3] Vink subsumiert sowohl aktive Musikrezeption als auch Hintergrundmusik bei pflegerischen oder tagesstrukturierenden Tätigkeiten wie der Essenssituation gemeinsam unter „rezeptiven Musikeinsatz".

einfach übertragen ließen. Außerdem solle die Auswahl der Probanden nicht über Alter und Geschlecht sondern eher über gezeigte Symptome oder kognitive Defizite geschehen und es müsse mehr Aufmerksamkeit auf die Ergebnisse verfälschende Variablen (S. 88) gelegt werden. Vink (2000, S. 88) regte damals dazu an, schweregradspezifische Empfehlungen für die Praxis zu erarbeiten.

Grümme (1997, S. 119f.) fasst ihre Erkenntnisse, die denjenigen von Vink 2000 und Aldridge 2000 ähnlich sind, wie folgt zusammen:

- Individuell ausgewählte musikalische Präferenzen reduzieren agitiertes Verhalten[4].
- Musiktherapie ist dann wirksam, wenn Agitationspatterns mit einbezogen werden[5].
- Individuell dargebotene beruhigende Musik reduziert agitiertes Verhalten[6].
- Undifferenzierte Raumbeschallung zeigt keine Effekte auf agitiertes Verhalten[7].
- Vor allem Patienten mit einem lebensgeschichtlichen Bezug zu Musik scheinen davon zu profitieren[8].
- Rezeptive und aktive Methoden führen zu einer Reduktion agitierten Verhaltens[9].

[4] Gerdner & Swanson 1993, Tabloski et al. 1995
[5] s.o.
[6] Tabloski et al. 1995
[7] Clair & Bernstein 1994
[8] Gerdner & Swanson 1993
[9] Brotons & Pickett-Cooper 1996, Groene 1993

6 Evidenz und Wissenstransfer in die klinische Praxis

Das nachfolgende Kapitel zeigt einen Einblick in die Ergebnisse aus bekannten Übersichtsarbeiten zu Musiktherapie und Demenz und widmet sich peripher auch der Frage zum Transfer von Forschungsergebnissen in die klinische Praxis.

Analog der bereits genannten fehlenden Passung zwischen klinischer Erfahrung und wissenschaftlicher Evidenz bezüglich medikamentöser Therapie, wird nachfolgend die diesbezügliche Realität in der Musiktherapie dargestellt.

Das Praxisbuch von Muthesius et al. (2010) berichtet von sehr positiven Wirksamkeitsstudien (Aldridge 1992, Smeijsters 1997, Vink et al. 2003). Es führt die Ergebnisse nicht weiter aus sondern vermerkt lediglich, dass die tatsächlichen therapeutischen Interventionen und Konzepte normalerweise zu knapp beschrieben seien, um daraus zu lernen. Dies solle den Studien und Reviewarbeiten jedoch keinesfalls den Sinn absprechen. Den Praktikern wird empfohlen, die Studien wahrzunehmen, um die eigene Arbeitsweise analytisch zu fundieren und eine gute Argumentationsgrundlage für die Praxis zu haben (Muthesius et al. 2010, S. 125).

Die Publikationen von Wissenschaftlern klingen weniger optimistisch. Argstatter et al. (2007) berichten in einem sehr aufwändigen systematischen Review musiktherapeutischer Metaanalysen verschiedenster Diagnosegebiete wenig Erfreuliches. Das Review ist jedoch in sofern wertvoll, als es aktuell und von guter Qualität ist. Argstatter et al. beziehen sich auf die drei für Europa wichtigsten Metaanalysen (Smeijsters 1997, Vink et al. 2004 und Koger et al. 1999) und schreiben, dass die bisherigen Ergebnisse weder für noch gegen den Einsatz von Musiktherapie in der Demenzarbeit sprächen. Die einzelnen Metaanalysen berichteten von guten Ergebnissen, hielten jedoch statistischen Kriterien nicht Stand. Schuld daran sei eine schlechte Qualität der Primärstudien. Ausserdem sei es bei den vorwiegend älteren Patienten aufgrund altersbedingter Degenerationen und Komorbiditäten schwieriger, Effekte zu erreichen und ebenso schwer, diese zu erfassen. Inhaltlich könne MT aber dennoch eine positive Wirkung auf Agitiertheit, prosoziales Verhalten, Realitätsorientierung und kognitive Fähigkeiten ausüben – eine Aussage analog der Ergebnisse von Smeijsters (1997).

Diese Ergebnisse relativierend, folgen Auszüge aus den Ergebnissen der genannten Meta-Analysen. Smeijsters berichtet, dass „die Agitiertheit von Alzheimer Patienten während, aber auch nach der Sitzung verringert werden kann" (Smeijsters 1997, S. 280). Er beschreibt die bei Argstatter bereits genannten Effekte, wobei er anmerkt, dass die kleinen Stichprobengrößen den Outcome verzerrten. Zu einer ebenfalls positiv klingenden Schlussfolgerung kommen Koger et al. (1999), indem sie festhalten, dass Musiktherapie eine effektive Behandlung von Demenzsymptomen sein könne. Sie waren aber nicht in der Lage, aus der existierenden Literatur die relative Effektivität unterschiedlicher Interventionstechniken herauszufiltern, stellen eine große Heterogenität bei den Outcomekriterien der Primärstudien fest und sprechen ebenfalls von zu kleinen Stichprobengrößen. Der potenzielle Nutzen der Musiktherapie sei klinisch signifikant, die Studienqualität allerdings nicht sehr gut. Koger et al. formulieren wie auch Smeijsters konkrete Vorschläge zur Verbesserung der Forschungssituation. Vink et al. (2004) kommen zum Schluss, dass die Studien

Evidenzbasierte Musiktherapie bei BPSD. http://dx.doi.org/10.1016/B978-3-437-31683-8.00006-0

Tab. 6.1 Zusammenfassung der Empfehlungen zu künstlerischen Therapien nach S3-Leitlinie Demenz [W893]
Empfehlung künstlerischer Therapien
Es gibt Hinweise, dass **aktive Musiktherapie** geringe Effekte auf psychische- und Verhaltenssymptome bei Menschen mit Demenz hat. Sie kann empfohlen werden. *Empfehlungsgrad C, Evidenzebene IIa* **Rezeptive Musiktherapie,** insbesondere das Vorspielen von Musik mit biographischem Bezug (preferred music) kann geringe Effekte auf agitiertes und aggressives Verhalten haben. Sie kann empfohlen werden. *Empfehlungsgrad C, Evidenzebene III* Aussagekräftige RCTs für eine wissenschaftliche Bewertung der Wirkung von **Kunsttherapie** liegen aktuell nicht vor. Hochwertige RCTs für eine wissenschaftliche Bewertung der Wirkung von **Tanztherapie** liegen aktuell nicht vor.
Erläuterungen: *Evidenzgrad* entspricht Evidenzgraduierung ➤ Kapitel 3.2.1 im Methodenteil; *Empfehlungsgrad:* C „kann"-Empfehlung

keine aussagekräftigen Ergebnisse lieferten und bemängeln klar die methodische Qualität der Primärstudien. Eine statistische Auswertung sei nicht möglich.

Aldridge (2003) berichtet ebenfalls von wenigen datengestützten Forschungsergebnissen zur Effektivität der Musiktherapie, nennt aber eine große Menge an Fallstudien und systematischen Beobachtungen, die zeigten, dass mit Musiktherapie erfolgreich dabei geholfen werden könne, negative Emotionen zu lindern und problematisches Verhalten zu reduzieren.

Die Evidenz für die Wirksamkeit von Musiktherapie bei BPSD wird von der Universitätsklinik Basel (Stoppe & Maeck 2007, S. 55) in einer Übersichtsarbeit zur Therapie von Verhaltensstörungen bei Demenz als mangelhaft eingeschätzt. Auch Fischer-Terworth et al. (2008) kommen zum Schluss, dass es bezüglich der Evidenzlage unterschiedliche Aussagen gebe. Es zeige sich moderate Evidenz bei der Anwendung von Musiktherapie bezüglich der kurzfristigen Reduktion von Agitation und anderer BPSD bei mittelschwerer bis schwerer Demenz.

Evidenzlage im Vergleich mit anderen künstlerischen Therapien

Romero schreibt im bekannten Demenzlehrbuch von Förstl in den Empfehlungen zur Planung nichtmedikamentöser Behandlung: „Zusätzlich ist bei Bedarf eine psychotherapeutische (inklusive kunst- oder musiktherapeutische) Hilfe zu planen" (2005, S. 301).

Im Kontext mit anderen Künstlerischen Therapien wird deutlich, dass die Musiktherapie ein klar höheres Evidenzniveau erreicht.

Wie in ➤ Tabelle 6.1 gezeigt, kann aktive bzw. rezeptive Musiktherapie zur Prävention und Behandlung von BPSD, insbesondere von Agitiertheit und Aggressivität, grundsätzlich empfohlen werden (DGPPN 2009a, S. 78 f.), während für Kunst- und Tanztherapie keine wissenschaftliche Bewertung vorgenommen werden kann.

Quellenverzeichnis

Der Verweis auf die jeweilige Abbildungsquelle befindet sich bei allen Abbildungen/Tabellen im Werk am Ende des Legendentextes in eckigen Klammern.

W893 Deutsche Gesellschaft für Psychiatrie und Psychotherapie, Psychosomatik und Nervenheilkunde (DGPPN)

B Fragestellungen und Methoden

B

Im Methodenteil findet sich zunächst die Herleitung der Fragestellung. Im Anschluss folgt die Darstellung der Literaturstudie (Inhaltsanalyse von neun Primärstudien und zehn Reviewarbeiten) mit Angaben zur systematischen Literaturrecherche und Aufbereitung der Daten. Abschließend dient dieser Teil dazu, Informationen zur Evidenzgradierung der verwendeten Publikationen und Hilfestellung zur Rezeption des Ergebnisteiles zu geben.

7 Herleitung der Fragestellung

Zur Begründung von Sinn und Art der Fragestellung werden nachfolgend einige wichtige Erkenntnisse aus dem Theorieteil zusammenfassend dargestellt.
Wie im theoretischen Teil gezeigt wurde, sind Patienten mit BPSD in hohem Masse behandlungsbedürftig, denn sowohl Betroffene als auch deren Angehörige sind durch diese Symptome stark belastet. Es ist deshalb aus klinischer Sicht sinnvoll, bei diesen anzusetzen. Musiktherapie scheint ein geeigneter Anstz für die Behandlung von BPSD zu sein. Daher ist es sinnvoll, den Beitrag der Musiktherapie zu untersuchen. Es gibt zumindest sichtbare Kurzzeiteffekte, eine gewisse Anerkennung des Verfahrens in der klinischen Praxis und keine publizierten negativen Effekte. In gängigen Behandlungsrichtlinien findet sich allerdings wenig Evidenz in Bezug auf psychosoziale Maßnahmen. Im relativen Vergleich mit anderen künstlerischen Therapien erreicht Musiktherapie stärkere Evidenz. Sie ist jedoch weit davon entfernt, zur Grundversorgung empfohlen zu werden. Des Weiteren fordert die Musiktherapieforschung schon länger mit Nachdruck, dass die Evidenzbasierung durch bessere und größere Studien vorangetrieben werden solle (Brotons et al. 1997; Koger et al. 1999; Smejisters 1997; Argstatter et al. 2007). Sich einen Überblick über die Forschungssituation zu verschaffen, ist allerdings nicht ganz einfach, weil sich die unterschiedlichen Publikationen widersprechen und das Unterscheiden bedeutsamer und unwichtiger Publikationen einen gewissen Lese- und Analyseaufwand erfordert. Es ist deshalb spannend und sinnvoll, eingehender zu untersuchen, was aus dem Stand der Forschung für die klinische Arbeit abgeleitet werden kann und ob die Evidenzlage sich in den vergangenen Jahren verändert hat. Für BPSD gibt es gute Messinstrumente, so dass mit klar interpretierbaren Ergebnissen zu rechnen ist. Das Ziel der geplanten Untersuchung ist es, den aktuellen Wissensstand zum musiktherapeutischen Umgang mit BPSD im Sinne der Evidenzbasierung[1] der Musiktherapie zu untersuchen.

[1] „Der Begriff (der Evidenzbasierung) ist abgeleitet aus der evidenzbasierten Medizin, die von Sackett et al. (1996) beschrieben wird als der gewissenhafte, ausdrückliche und vernünftige Gebrauch der gegenwärtig besten externen, wissenschaftlichen Evidenz für Entscheidungen in der medizinischen Versorgung individueller Patienten. Evidenzbasierung bedeutet, dass sich die Ausübung der Praxis nach dem aktuellen Stand empirischer Erkenntnisse, also nach der besten verfügbaren ‚Evidenz' aus systematischer Forschung richten soll" (Hillecke 2007, S. 1).

Evidenzbasierte Musiktherapie bei BPSD. http://dx.doi.org/10.1016/B978-3-437-31683-8.00007-2

8 Fragestellung und Operationalisierung

Aufgrund der vorangegangen Erläuterungen wird folgende Fragestellung formuliert:
Wie ist der aktuelle Forschungsstand zur musiktherapeutischen Behandlung von BPSD und was ist für die klinische Praxis daraus ableitbar?
Bevor die Teilfragestellungen formuliert werden, folgen Definitionen der wichtigsten darin vorkommenden Begriffe:

- Mit *Wirkungen* werden sowohl quantitativ als auch qualitativ erfasste Veränderungen der Zielsymptome und zusätzliche Beobachtungen der Forscher verstanden.
- Die *Methoden* beschreiben den therapeutischen Ansatz (aktive Musiktherapie oder Musikrezeption) und das Methodeninventar wie beispielsweise das Liedersingen oder Klatschen zu Musik.
- Das *Setting* beschreibt Angaben zu Räumlichkeiten (Ort, Ausstattung, Sitzordnung, Instrumentarium, Material), zur Gruppenkonstellation und Gruppengröße bzw. der Einzelsituation und zur therapeutischen Begleitung.
- Als *Behandlungsfrequenz* wird die Gesamtanzahl der Sitzungen und die zeitliche Dauer, während der diese stattfinden, definiert.
- Die *Behandlungsdauer* beschreibt die Dauer einer Therapieeinheit bzw. die Dauer des durchgeführten Experimentes.
- Als *Begründung* werden alle Ausführungen der Forscher bezeichnet, mit denen sie ihr Vorgehen erklären.
- Der Ausdruck *Schweregrad* bezieht sich auf den Grad der durch die Demenz ausgelösten kognitiven Einschränkungen, deren Einstufung in den Studien über die gängigen Assessmentinstrumente wie dem MMST erfasst wird.
- Die *Art der Demenzerkrankung* meint, wie im Theorieteil beschrieben, die Grunderkrankung, die für den dementiellen Prozess verantwortlich ist.

Die Hauptfragestellung wird in fünf nachfolgend dargestellte Teilfragen a) bis e) aufgeschlüsselt. Die Fragen orientieren sich an den oben definierten Begriffen, die deshalb fokussiert werden, weil sie für die klinische Praxis relevant erscheinen. Für die Auswahl der Teilfragen entscheidend waren Aspekte des in ➤ Kapitel 4.3.1 dargestellten Konzepts zum Phänomen Demenz von Muthesius et al. (2010) und Anregungen aus musiktherapeutischen Reviewarbeiten.

a) Auf welche Symptome werden welche Wirkungen gemessen?

Zur Untersuchung der Fragestellung a) werden mittels Tabellen zu den einzelnen Symptomclustern die Ergebnisse der Primärstudien dargestellt. Wo vorhanden, werden die Tabellen mit dem Signifikanzlevel und Informationen aus den Reviewarbeiten ergänzt.

b) Welche konkreten musiktherapeutischen Methoden werden in den Studien verwendet?

b1) Wird die Methodenwahl begründet?

Die Untersuchung der Fragestellung b) erfolgt über eine Übersicht zu den verwendeten Methoden und der Ausführungen zur Sitzungsgestaltung in den einzelnen Studien.
Zur Beantwortung der Fragestellung b1) wird die Begründung zur Methode angefügt.

c) Welche Settings, Behandlungsfrequenzen und Behandlungsdauer werden beschrieben?

c1) Werden Setting, Behandlungsfrequenz und Behandlungsdauer begründet?

Evidenzbasierte Musiktherapie bei BPSD. http://dx.doi.org/10.1016/B978-3-437-31683-8.00008-4

Fragestellung c) wird in einer Übersichtstabelle zu den genannten Variablen dargestellt. Im Anschluss erfolgen entsprechend c1) deren Begründungen. Abschließend folgen Ergänzungen aus den Reviewarbeiten. Koger et al. (1999, S. 11) fordern explizit, dass unter anderem die ideale Behandlungsdauer genauer untersucht werden müsse.

d) Werden Wirkungen, Methodenwahl, Setting, Behandlungsfrequenz, -dauer in Abhängigkeit vom Schweregrad diskutiert?

Diese Fragestellung wird berücksichtigt, da in mehreren Publikationen (vgl. dazu Brotons et al. 1997 und Koger et al. 1999) ein genaueres Betrachten des Schweregradeinflusses verlangt wird. Die Beantwortung erfolgt sowohl über die Darstellung der Informationen aus den Sekundärstudien, als auch über eine systematisierte Darstellung der Ergebnisse aus den Primärstudien. Es wird unter anderem ermittelt, welcher Schweregrad am meisten fokussiert wird. Da der Theorieteil von einem Pik der Verhaltensprobleme bei mittelgradiger Demenz berichtet, ist zu erwarten, dass die meisten Studien Patienten aus diesem Bereich untersuchen.

e) Werden Wirkungen, Methodenwahl, Setting, Behandlungsfrequenz, -dauer in Abhängigkeit von der Art der Demenzerkrankung diskutiert?

Fragestellung e) ist die logische Ergänzung zu Fragestellung d) und wird deshalb auch analog d) untersucht.

9 Evaluative Literaturstudie

Es ist der Fragestellung angemessen, Forschungsliteratur (Primärstudien und Reviewarbeiten) auf deren Ergebnisse hin zu untersuchen. Primärstudien geben Auskunft über Erfolge bestimmter methodischer Vorgehensweisen, und Reviewarbeiten helfen, einen Überblick über den Wissensstand zu bekommen. Darüber hinaus führen sie auch Wissenslücken und methodische Probleme zum Untersuchungsgegenstand auf.
Zu Beginn der Untersuchung wird eine systematische Literaturrecherche durchgeführt. Dann folgt die Datenextraktion nach zuvor beschriebenen Kriterien, die Evidenzeinstufung und Angaben zum Signifikanzniveau der Ergebnisse aus den Primärstudien.

9.1 Systematische Literaturrecherche

Zum Ermitteln der Forschungsliteratur über musiktherapeutische Interventionen bei BPSD wurden Recherchen in den folgenden Suchmaschinen und Onlinedatenbanken durchgeführt:

DIMDI: Das Institut für Medizinische Dokumentation und Information (DIMDI) ist eine Meta-Literaturdatenbank, welche Informationen aus führenden medizinischen Datenbanken zur Verfügung stellt.

PubMed: Auch PubMed ist eine Metadatenbank und bibliographische Referenzdatenbank für englischsprachige Publikationen. Sie bietet unter anderem einen kostenlosen Zugang zu den Datenbanken Medline, OldMedline und PubMed Central.

Psyndex: Psyndex ist eine Datenbank für psychologische Literatur und Test-verfahren aus den deutschsprachigen Ländern mit audiovisuellen Medien.

PsycInfo: Diese Datenbank gilt als eine der wichtigsten Informationsressourcen im Fach Psychologie und wird von der American Psychological Association produziert.

Cochrane Database of Systematic Reviews:
Diese Metadatenbank enthält neben den Cochrane Übersichtsarbeiten auch weitere Datenbanken und ist eine der wichtigsten Quellen für die systematische Literatursuche in der evidenzbasierten Medizin.
Suchbegriffe, die kombiniert verwendet worden sind:

- Therapie, Musik; therapy, music
- Demenz; dementia
- Alzheimer Demenz; Alzheimer's Disease
- BPSD; Neuropsychiatrische Symptome; Neuropsychiatric Symptoms

Das Problem der Begriffe Musiktherapie und Musikanwendung wurde im Theorieteil bereits genannt. Im Demenzbereich werden oft Musikanwendungen untersucht da unterstellt wird, dass diese leichter zu beforschen sind. Schon Smeijsters machte 1997 auf diese vermeintliche Schieflage in der Forschung aufmerksam. Wegen der geringen Studienzahl und trotz dieser Grauzone der

Evidenzbasierte Musiktherapie bei BPSD. http://dx.doi.org/10.1016/B978-3-437-31683-8.00009-6

Tab. 9.1 Übersicht in die Untersuchung eingeschlossener Studien [M899]

Nr.	Autor/Jahr	Publikation	Zielsymptome
1	Ashida 2000	Primärstudie	Depressivität
2	Chang et al. 2010	Primärstudie	Problemverhalten
3	Choi et al. 2009	Primärstudie	BPSD – v. a. Agitiertheit
4	Guétin et al. 2009	Primärstudie	Angst und Depressivität
5	Holmes et al. 2006	Primärstudie	Apathie
6	Ledger & Baker 2007	Primärstudie	Agitiertes Verhalten
7	Lesta & Petocz 2006	Primärstudie	Stimmung und Sozialverhalten bei Sundowning
8	Raglio et al. 2008	Primärstudie	BPSD – v. a. Agitiertheit
9	Svansdottir & Snaedal 2006	Primärstudie	Paranoide Gedanken, Illusionen, Halluzinationen, störendes Verhalten, Aggressivität, Affektive Störungen, Ängste/Phobien, Störungen des Tagesrhythmus
10	Cohen-Mansfield 2004	Review	Problemverhalten – v. a. Aggressivität
11	Hermans et al. 2009	Cochrane Rev.	Wandering
12	Kverno et al. 2009	Review	BPSD – Apathie, störendes Verhalten, Agitiertheit und Apathie
13	Livingston et al. 2005	Review	BPSD – störendes Verhalten, Agitiertheit
14	Lou 2001	Review	Agitiertes Verhalten
15	Mc Cullagh et al. 2009	Review	BPSD – repetitives aggressives Verhalten, Wandering, Agitiertheit und Fremdaggression, Sundowning, sonstige emotionale Reaktionen
16	Robinson et al. 2007	Review	Wandering
17	Sherratt et al. 2004	Review	Emotionale und behaviorale Reaktionen, Aggressivität, Agitiertheit, Irritierbarkeit, Realitätsorientierung, Erinnerungsvermögen, Verbindlichkeit und aktive Teilnahme
18	Sung & Chang 2005	Review	Agitiertheit
19	Vink et al. 2009	Cochrane Rev.	Verhaltensprobleme
20	Wall & Duffy 2010	Review	BPSD – v. a. Agitiertheit

Musikanwendung (musiktherapeutisch oder pflegerisch) werden nicht ausschließlich Studien eingeschlossen, welche die aktive Musiktherapie untersuchen.

Die Einschlusskriterien für die ausgewählten Publikationen waren:

- zwischen 2000 und Juli 2010 publiziert
- in deutscher oder englischer Sprache verfasst
- Übersichtsarbeiten (Review oder Metaanalyse) und Primärstudien (RCTs[1], Kontrollierte Studien und, wegen der niedrigen Trefferzahl, zum Schluss auch nicht kontrollierte Inter-

[1] Randomized Controlled Trial

ventionsstudien), die Musikwirkung und Musiktherapie auf BPSD älterer Menschen untersuchen.

Ausschlusskriterien waren:

- Studien, die Demenzen jüngerer Menschen thematisierten
- Physiotherapeutische – und pflegewissenschaftliche Studien, die Bewegung zu Musik untersuchen.
- Einzelfallstudien und Studien, bei denen die BPSD nicht quantifiziert sondern lediglich qualitativ beschrieben wurden.[2]
- Studien, die nicht hauptsächlich die Effekte von Musik untersuchen (z. B. Untersuchungen zu multisensorischer Stimulation, die unter anderem Musik einsetzt)

Zusätzlich zu den Online-Recherchen wurde in den Referenzen der gefundenen Artikel eine Handrecherche durchgeführt. In die Untersuchung wurden, wie ➤ Tabelle 9.1 zeigt, zehn Reviewarbeiten und neun Primärstudien eingeschlossen.

9.2 Datenextraktion

Alle in die Untersuchung eingeschlossenen Studien wurden anhand einer eigens dafür vorbereiteten Datenmaske auf die untersuchungsrelevanten Aussagen hin überprüft.

Diese qualitative Analyse stellt einen Versuch dar, komplexe Sachverhalte zu ordnen und einzelne Informationen herauszufiltern, ohne in ein vorschnelles Quantifizieren (Auszählen) zu verfallen. Dies geschah in der vorliegenden Untersuchung im Wissen darum, dass die gewonnen Erkenntnisse auch so nur beschränkt aussagekräftig sind. Als Orientierungshilfe wurde die Methode der Qualitativen Inhaltsanalyse nach Mayring (2002, S. 115) herangezogen. Es werden darin Kategorien und Übersichten gebildet, bestimmte Aspekte werden aus dem Textmaterial herausgefiltert, nach den Fragestellungen geordnet und so versucht, das Material auf Grund dieser Kriterien einzuschätzen.

Das einzige quantitative Beurteilungskriterium, das berücksichtigt und im Anschluss auch noch erklärt werden wird, ist der P-Wert. Ebenfalls genauer erläutert werden im Anschluss die Ermittlung des Evidenzlevels der einzelnen Publikationen und zwei der wichtigsten Messinstrumente zur Erfassung möglicher Behandlungserfolge.

9.2.1 Bewertung der Evidenz

Zur Einschätzung der Evidenzlage wurde die Studien- und Ergebnisübersicht vorbereitend analog der S3-Leitlinie Demenz der DGPPN[3] und der DGN[4] (2009a) die Klassifikation des britischen NICE[5] verwendet, die lediglich als Richtwert verstanden werden möchte (➤ Tabelle 9.2). Als Hilfe für die Einschätzung wurden, wie anschließend ausgeführt, Einstufungen verwendet, die durch andere Publikationen vorgenommen wurden. Die noch nicht eingestuften Studien wurden entsprechend eingeordnet. Eine Bewertung der Evidenz ist sinnvoll, da sie dabei hilft, einzuschätzen, wie gewichtig ein Forschungsresultat ist.

---

[2] Es gibt genügend Evidenz aus Einzelfallstudien. Sie gehören in die untersten Evidenzstufen, die für die Anerkennung im Gesundheitswesen nicht sehr wichtig sind.

[3] Deutsche Gesellschaft für Psychiatrie, Psychotherapie und Nervenheilkunde

[4] Deutsche Gesellschaft für Neurologie

[5] National Institute for Health and Clinical Excellence

Tab. 9.2 Evidenzgradierung für Studien zu therapeutischen Interventionen [W894]	
Ia	Evidenz aus einer Meta-Analyse von mindestens drei randomisierten kontrollierten Studien (RCTs)
Ib	Evidenz aus mindestens einer randomisiert kontrollierten Studie oder einer Meta-Analyse von weniger als drei RCTs
IIa	Evidenz aus zumindest einer methodisch guten, kontrollierten Studie ohne Randomisierung
IIb	Evidenz aus zumindest einer methodisch guten, quasi-experimentellen, deskriptiven Studie
III	Evidenz aus methodisch guten, nichtexperimentellen Beobachtungsstudien, wie z. B. Vergleichsstudien, Korrelationsstudien und Fallstudien
IV	Evidenz aus Berichten von Expertenkomitees oder Expertenmeinung und/oder klinische Erfahrung anerkannter Autoritäten

9.2.2 Signifikanzlevel

Um die Nullhypothese[6] zu untersuchen, wird der P-Wert verwendet (Moser 2008, S. 109), der in den Tabellen zu Fragestellung a) im Zusammenhang mit der Frage nach der Wirkung vorkommt. Es gilt dabei:

$p > 0.050$ der beobachtete Zusammenhang könnte zufällig sein
das Ergebnis ist *nicht signifikant*

$p < 0.050$ es ist unwahrscheinlich, dass der beobachtete Zusammenhang zufällig ist
das Ergebnis ist *signifikant*

$p < 0.010$ ein zufälliger Zusammengang ist sehr unwahrscheinlich
das Ergebnis ist *sehr/hoch*[7] *signifikant*

$p < 0.001$ ein zufälliger Zusammenhang ist extrem unwahrscheinlich
das Ergebnis ist *höchst signifikant*

Der P-Wert wurde in die Untersuchung eingeschlossen, weil er sich als zusätzliche Orientierung in der Menge der qualitativen Aussagen anbietet.
In der musiktherapeutischen Forschung werden Signifikanzen meist verwendet, um zu untersuchen, ob es einen Unterschied zwischen Experimental- und Kontrollgruppe gibt.

9.2.3 Messinstrumente

Die für die Beantwortung von Fragestellung a) angegebenen Messinstrumente sind im Theorieteil in ➤ Kapitel 2.4 als Übersicht dargestellt. In den untersuchten Studien am häufigsten verwendet werden unterschiedliche Versionen des Neuropsychiatric Inventory (NPI), das Cohen-Mansfield Agitationsinventar (CMAI) und der Behavioral pathology in Alzheimer's Disease Rating Scale (BEAVE-AD). Diese drei Inventare werden deshalb kurz vorgestellt.

[6] Die Nullhypothese sagt häufig aus, dass ein Zusammenhang nicht besteht. Um Erkenntnisse zu erlangen, wählt man als Nullhypothese, was man widerlegen will. Beispiel: H0: Ein überschrittenes Verfallsdatum hat nichts damit zu tun, ob ein Produkt schlecht ist.

[7] Es werden beide Ausdrücke verwendet.

Das von J. L. Cummings et al. 1994 entwickelte Neuropsychiatric Inventory (NPI) zeigt heute die größte Verbreitung bei der Messung von BPSD in klinischen Studien. Er arbeitet syndromübergreifend mit folgenden zwölf Domänen von psychischen- und Verhaltenssymptomen: Verkennungen, Halluzinationen, Agitation und Aggression, Depression und Dysphorie, Angst, Euphorie, Apathie, Enthemmung, Irritierbarkeit, motorisch abnormes (engl. aberrant) Verhalten, Schlaf- und Nachtverhalten und Appetit- und Essverhalten. Das Inventar misst für die genannten Symptome zum einen die Frequenz und die Stärke ihres Auftretens und zusätzlich den dadurch entstehenden Stress. Meistens wird in den Studien eine Veränderung des Gesamtpunktwertes angegeben. Manchmal finden sich Angaben zu Effekten auf Einzelsymptome (DGPPN 2009a, S. 60 und Ballard et al 2001, S. 6). Cohen-Mansfield konzentriert sich im Agitationsinventar (CMAI) auf einen Symptomkomplex und benennt als übergeordneten Begriff Agitation, definiert aber vier sich in der Praxis bewährende Subtypen:

1. Physisch nichtaggressives Verhalten: generelle Unruhe, repetitive Bewegungen, Wandern, Dinge verstecken
2. Physisch aggressives Verhalten: Schlagen, Stossen, Kratzen, Gegenstände oder Menschen anfassen, Beißen
3. Verbal nichtaggressives Verhalten: Negativismus, Klagen, Wimmern, im Gespräch rechthaberisch
4. Verbal aggressives Verhalten: Schreien, Fluchen, seltsame Geräusche machen, verbale Wutausbrüche

Der CMAI hat gute Interraterreliabilität[8] und Validität[9] und wird gleich dem NPI in der Forschung häufig verwendet.

Die Behavioral pathology in Alzheimer's Disease Rating Scale (BEAVE-AD) wurde von Barry Reisberg 1987 entwickelt und ist ein Instrument zur Fremdbeurteilung (Pflegende/Angehörige werden befragt). Er erfasst 25 genau definierte Verhaltensweisen und psychopathologische Symptome bzw. Symptomgruppen. Diese sind in folgende sieben Skalen unterteilt:

1. paranoide Ideen und Wahnvorstellungen
2. Halluzinationen
3. Störungen der Motorik
4. Aggressivität
5. Tag-Nacht-Rhythmus
6. Affektive Störungen
7. Angst/Phobien

Die Erfassung dauert ca. 10 Min, bezieht auch das Belastungserleben der Pflegenden mit ein und gehört in der klinischen Praxis zum Standard.

Quellenverzeichnis

Der Verweis auf die jeweilige Abbildungsquelle befindet sich bei allen Abbildungen/Tabellen im Werk am Ende des Legendentextes in eckigen Klammern.

M899 Rahel Sutter, Schweiz

W894 Dementia: A NICE-SCIE Guideline on Supporting People With Dementia and Their Carers in Health and Social Care, 2007. National Collaborating Centre for Mental Health, Leicester, UK.

[8] Auch unterschiedliche Rater kommen zu gleichen Ergebnissen.

[9] Der Test misst, was er zu messen vorgibt.

C Ergebnisse

Der Ergebnisteil ist die Bündelung der Informationen aus den ausgewählten Primär- und Sekundärstudien. Ziel ist es, anhand der Teilfragestellungen eine große Datenmenge an qualitativer Information zur Verfügung zu stellen. Zur Vereinfachung werden die jeweiligen Fragestellungen der Ergebnisdarstellung vorangestellt.

Zunächst werden die Evidenzgradierung vorgenommen und alle Studien in Übersichtstabellen kurz vorgestellt. Dann erfolgt jeweils zuerst eine Darstellung der gesammelten Daten, bevor in einer Zusammenfassung der Ergebnisse die Fragestellung beantwortet wird.

10 Evidenzgraduierung eingeschlossener Studien

Nachfolgend zeigt ➤ Tabelle 10.1 die Evidenzgraduierung der eingeschlossenen Studien. Dies geschieht analog zu der im Methodenteil eingeführten Systematik des britischen National Institute for Health and Clinical Excellence (NICE).

Keine der Publikation, die in der vorliegenden Untersuchung verwendet wurde, konnte dem Evidenzgrad Ia zugeteilt werden, da es bislang eine zu kleine Datenmenge gibt, beziehungsweise keine Meta-Analysen gefunden wurden. Obwohl 11 (Hermans et al. 2009) und 19 (Vink et al. 2009) Cochrane Review Standard haben, erfüllen sie nicht alle notwendigen Bedingungen. Sie werden somit auf Level Ib eingestuft. Die Studien 4 (Guétin et al. 2009) und 8 (Raglio et al. 2008) werden als RCT auch auf Level Ib eingestuft. Studie 9 (Svansdottir & Snaedal 2006) wird als Case-Control ebenfalls auf Level Ib eingestuft. Auch Studie 12 (Kverno et al. 2009) stuft Studie 9 (Svansdottir & Snaedal 2006) auf Level Ib ein. Die Studien 2 (Chang et al. 2010), 5 (Holmes et al. 2006) und 6 (Ledger & Baker 2007) sind quasiexperimentell und werden deshalb auf Level IIb eingestuft.

Tab. 10.1 Evidenzeinstufung der eingeschlossenen Studien [M899]

Evidenzgrad für Studien zu therapeutischen Leistungen		Publikation
Ia	Evidenz aus einer Meta-Analyse von mindestens drei randomisierten kontrollierten Studien (RCTs)	Forschungsdesiderat
Ib	Evidenz aus mindestens einer randomisiert kontrollierten Studie oder einer Meta-Analyse von weniger als drei RCTs	4 Guétin et al. 2009 8 Raglio et al. 2008 9 Svansdottir & Snaedal 2006 11 Hermans et al. 2009 19 Vink et al. 2009
IIa	Evidenz aus zumindest einer methodisch guten, kontrollierten Studie ohne Randomisierung	10 Cohen-Mansfield 2004 12 Kverno et al. 2009 13 Livingston et al. 2005 16 Robinson et al. 2007 17 Sherratt et al. 2004 18 Sung & Chang 2005
IIb	Evidenz aus zumindest einer methodisch guten, quasi-experimentellen deskriptiven Studie	2 Chang et al. 2010, 5 Holmes et al. 2006 6 Ledger & Baker 2007
III	Evidenz aus methodisch guten, nichtexperimentellen Beobachtungsstudien, wie z. B. Vergleichsstudien, Korrelationsstudien und Fallstudien	3 Choi et al. 2009 7 Lesta & Petocz 2006 14 Lou 2001 15 Mc Cullagh et al. 2009 20 Wall & Duffy 2010
IV	Evidenz aus Berichten von Expertenkomitees oder Expertenmeinung und/oder klinische Erfahrung anerkannter Autoritäten	1 Ashida 2000

Evidenzbasierte Musiktherapie bei BPSD. http://dx.doi.org/10.1016/B978-3-437-31683-8.00010-2

Die S3-Leitlinie Demenz der DGPPN stuft Studie 14 (Lou 2001) auf Level III ein. Diese Einstufung galt als Orientierung für die ähnlich angelegten Studien 15 (Mc Cullagh et al. 2009) und 20 (Wall & Duffy 2010). Studie 13 (Livingston et al. 2005) stuft Studie 1 (Ashida 2000) auf Level IV ein. Dies wurde in der vorliegenden Arbeit als Empfehlung ebenfalls übernommen. Die Studien 10 (Cohen-Mansfield 2004), 12 (Kverno et al. 2009), 13 (Livingston et al. 2005), 16 (Robinson et al. 2007), 17 (Sherratt et al. 2004) und 18 (Sung & Chang 2005) sind systematische Reviews ohne Cochrane Standard, die bezüglich der Qualität den auf Level III eingestuften Studien überlegen sind. Sie werden deshalb auf Stufe IIa, eine Stufe unter den Cochrane Reviews, eingeordnet. Studie 7 (Lesta & Petocz 2006) ist eine Interventionsstudie mit nur vier Probandinnen, ohne Vergleichsgruppe, Studie 3 (Choi et al. 2009) ist nicht randomisiert und auch nicht quasiexperimentell, womit beide der Stufe III zugeordnet werden.

Quellenverzeichnis

Der Verweis auf die jeweilige Abbildungsquelle befindet sich bei allen Abbildungen/Tabellen im Werk am Ende des Legendentextes in eckigen Klammern.

M899 Rahel Sutter, Schweiz

11 Übersicht eingeschlossene Studien

Nachfolgend zeigen ➤ Tabelle 11.1 bis ➤ Tabelle 11.5 eine Übersicht über alle in die Untersuchung eingeschlossenen Primär- und Sekundärstudien.

In Spalte 1 und 2 sind neben der Publikationsnummer der Studien Autoren, Jahr, Patientenzahl (n) und das Land der Untersuchung genannt. Spalte 3 und 4 beschreiben Forschungsdesign, Messverfahren, der Art der Behandlung und wichtigste Ergebnisse. In Spalte 5 wird zusätzlich das eingeschätzte Evidenzlevel aufgeführt.

In den nachfolgenden Übersichtstabellen zu den Sekundärstudien werden bewusst ausschließlich die musiktherapeutischen Studien erwähnt, obwohl die Reviews teilweise auch andere psychosoziale Verfahren untersuchen. Dabei werden die ab dem Jahr 2000 publizierten musiktherapeutischen Studien namentlich aufgeführt.

Tab. 11.1 Übersicht Primärstudien [M899]

Publ.-Nr.	Publikation Probanden	Design BPSD Messung	Behandlung Ergebnisse	Evidenz
1	Ashida 2000 n=20 USA	CT (cross-over) 4 Kleingruppen Cornell Scale for Depression in Dementia; Videoanalyse	Aktive Gruppenmusiktherapie Sign. Abnahme der depressiven Symptome Reminiszenzfokussierte Musiktherapie in Kleingruppe kann dabei helfen, depressive Symptome kurzfristig zu reduzieren	IV
2	Chang et al. 2010 n=41 Taiwan	Quasi-experimentell (cross-over) CMAI	Einfluss von Hintergrundmusik auf Problemverhalten Sign. Reduktion von Problemverhalten; verbale und physische Aggressivität nimmt sign. ab, nicht-aggressives Verhalten nimmt (nicht sign.) zu	IIb
3	Choi et al. 2009 n=20 10 EG/10 CG Südkorea	CT CG: normale Pflege GDS, GQoL, NPI, der für Patienten und für Betreuende ausgefüllt wurde	Aktive Gruppenmusiktherapie Sign. Verbesserung von Depressivität, Lebensqualität, agitiertem Verhalten von Patient und Gesamtscores von Patient und Betreuenden im Vergleich zur CG; Musik kann behaviorale und psychiatrische Symptome von Demenzpatienten und ihren Betreuenden verbessern	III

Evidenzbasierte Musiktherapie bei BPSD. http://dx.doi.org/10.1016/B978-3-437-31683-8.00011-4

Tab. 11.1 Übersicht Primärstudien [M899] (Forts.)

Publ.-Nr.	Publikation Probanden	Design BPSD Messung	Behandlung Ergebnisse	Evidenz
4	Guétin et al. 2009 n=30 15 EG/15 CG Frankreich	RCT CG: Vorlesen HAS, GDS	Individuell erfasste Musikpräferenzen über Computer zusammengestelltes 20-Min. Entspannungsprogramm (U-Sequenz) im Einzelsetting Sign. Verbesserung von Angst und Depressivität im Laufe der Behandlung; keine anhaltenden Effekte nach Behandlung auf Depressivität aber bis zwei Monate anhaltender Effekt auf Angst	Ib
5	Holmes et al. 2006 n=32 UK	randomisiert, quasi-experimentell, crossover Vergleich Musikkonserve vs. interaktive Live-Musik und Stille (Placebo); randomisierte Zuteilung zu Ablauf Dementia Care Mapping	Musikrezeption mit je 30 Min Stille, Musikkonserve oder Live-Musik Unabhängig vom Schweregrad sign. Zunahme der Beteiligung; mehr positive Teilnahme bei Livemusik als bei Stille, mehr positive Teilnahme bei Livemusik als bei Musikkonserve; nicht sign. mehr positive Beteiligung bei Musikkonserve als bei Stille	IIb
6	Ledger & Baker 2007 n=45 26 EG/19 CG Australien	Quasi-experimentell CG: normale Pflege CMAI	Aktive Gruppenmusiktherapie Kurzzeiteffekte (während und direkt nach Sitzung) in der Musiktherapiegruppe auf Agitation; keine sign. Gruppenunterschiede bezüglich Langzeiteffekte auf Reduktion von agitiertem Verhalten	IIb
7	Lesta & Petocz 2006 n=4 Australien	Klinische Studie Mood-Behaviour Assessment Chart (MBAC) – selbst entwickelt für Stimmung und Sozialverhalten bei Sundowning	Aktive Gruppenmusiktherapie Deutliche Verbesserung von prosozialen Verhaltensweisen (Augenkontakt, Lächeln), des Affektes und Abnahme von unsozialem Verhalten; flache und ängstliche Stimmung nimmt ab	III

Tab. 11.1 Übersicht Primärstudien [M899] (Forts.)				
Publ.-Nr.	**Publikation** **Probanden**	**Design** **BPSD Messung**	**Behandlung** **Ergebnisse**	**Evidenz**
8	Raglio et al. 2008 n=59 30 EG/29 CG Italien	RCT CG: Unterhaltungs- und Bildungsangebote NPI, MTCS (Music Therapy Coding Scheme zur Verhaltensbeobachtung)	Aktive Gruppenmusiktherapie Global NPI sinkt sign. in EG; v. a. in Subskalen Agitation, Angst, Irritierbarkeit, Apathie, pathologische Motorik, Wahnvorstellungen und Schlafstörungen; Zusatzeffekte EG: Verbesserung in empathischem Verhalten zu Therapeut und aktiver Teilnahme der Patienten an therapeutischen Aktivitäten; mehr Lächeln, Bewegung und Singen Gruppenunterschied hält sich im Follow-up	Ib
9	Svansdottir & Snaedal (2006) n=46 23 EG/23 CG Island	Case-Control CG: normale Pflege Behaviour Pathology in Alzheimer's Disease Rating Scale (BEHAVE-AD)	Aktive Gruppenmusiktherapie Drei der sieben Subskalen (störendes Verhalten, Aggressivität und Angst) sinken und ergeben gemeinsam verrechnet hoch sign. Symptomreduktion; keine sign. Veränderung für CG; kein anhaltender Effekt bei Follow-up nach vier Wochen	Ib

Erläuterungen: CG: Kontrollgruppe; EG: Experimentalgruppe; CMAI: Cohen-Mansfield Agitationsinventar; CT: Controlled Trial; NPI: Neuropsychiatric Inventory; RCT: Randomized Controlled Trial

Tab. 11.2 Übersicht Sekundärstudien [M899] (Forts.)

Publ.-Nr.	Publikation	Untersuchung Studien ab 2000	Ergebnisse	Evidenz
10	Cohen-Mansfield 2004 USA	Nichtmedikamentöse Behandlung von Problemverhalten 11 Musiktherapiestudien von 1993–2000 10 Studien zu Musikrezeption (Baden, Essen, Therapiezeit); Gerdner 2000 1 Studie zu aktiver Musiktherapie	2 Studien messen reduziertes aggressives Verhalten während des Badens und Tendenz für das Reduzieren anderen Problemverhaltens; 2 von 3 Studien berichten reduziertes aggressives Verhalten während des Essens (Abendessenstudien positiv, Mittagessenstudie negativ); verschiedene Studien berichten von Reduktion verbal aggressiven Verhaltens und anderer aggressiver Verhaltensweisen Bei der Hälfte der Studien absichtliches Abstimmen der Musik auf Vorlieben der Patientinnen (→ positiver Einfluss); Effekte vor allem während und kurz nach der Sitzung Einzige Studie zu aktiver Musiktherapie (Brottons und Pickett-Cooper 1996) misst sign. Reduktion von Agitation	IIa
11	Hermans et al. 2009 UK	Nichtmedikamentöse Interventionen bei Wandern im häuslichen Setting keine Studien	Keine Ergebnisse, weil alle Studien in Pflegeheimen durchgeführt wurden. Diskussion zur Relevanz nichtmedikamentöser Therapien im häuslichen Setting; Forschungsdesiderat zu Studien im häuslichen Umfeld	Ib
12	Kverno et al. 2009 UK	Nichtmedikamentöse Strategien bei BPSD 3 Studien Musikrezeption: Garland et al. 2007, Holmes et al. 2006 aktive Musiktherapie: Svansdottir & Snaedal 2006	Klinische Empfehlung, um Unterstimulation (Apathie) zu vermeiden: Live-Musik hören (Holmes 2006); Interventionen, um Überstimulation (Agitation, abnorme motorische Verhaltensweisen und Irritierbarkeit) zu mindern: bevorzugte Musik hören (Garland et al 2007) oder interaktive Live-Musik (Svansdottir & Snaedal 2006)	IIa

Tab. 11.2 Übersicht Sekundärstudien [M899] (Forts.)

Publ.-Nr.	Publikation	Untersuchung Studien ab 2000	Ergebnisse	Evidenz
			Auch wenn Langzeiteffekte nicht nachgewiesen, sind Kurzzeiteffekte von klinischer Bedeutung, (Stressreduktion und Lebensqualität) Forderung nach mehr und besserer Forschung	
13	Mc Cullagh et al. 2009 UK	Psychologische Ansätze in der Therapien von BPSD 24 Studien, 6 RCT; Ashida 2000, Gardiner et al. 2000, Gerdner 2000, Jennings & Vance 2002, Remington 2002 aktive und rezeptive Ansätze	Die meisten Studien berichten, dass störendes und agitiertes Verhalten reduziert werden könne; Effekte halten nicht länger an (längste Messung 1h nach Behandlung anhaltender Effekt bei Remington 2002 mit Musik und Handmassage) Forderung von Empfehlungsgrad B statt C für sofortige Verbesserung von störendem Verhalten (verminderte Agitiertheit während und nach Sitzung), Evidenzlevel 2; keine Evidenz dafür, dass Musiktherapie längerfristig ein hilfreiches Verfahren bei der Behandlung von BPSD ist	IIa
14	Lou 2001 USA	Forschungsstand Musikeinsatz bei Agitation 7 Studien ausschließlich Musikrezeption	6 Studien mit sign. positiven Veränderungen, eine ohne sign. Veränderungen Musik scheint Umgang mit agitiertem Verhalten zu unterstützen; Ergebnisse können nicht generalisiert werden Kritik: fehlende Wirkfaktorenbelege; Symptomschwankungen während des Tages machen Wirkungsnachweis schwierig; mehr gute Studien wären nötig, um die kurzzeitigen und anhaltenden psychischen, physischen und soziologischen Effekte zu evaluieren	III

Tab. 11.2 Übersicht Sekundärstudien [M899] (Forts.)

Publ.-Nr.	**Publikation**	**Untersuchung Studien ab 2000**	**Ergebnisse**	**Evidenz**
15		Nachtpflege bei Demenz 6 Studien Ziv et al. 2007; Bruer et al. 2007, Witzke et al. 2008, Sixsmith et al. 2007, Holmes et al. 2006 Musikrezeption und mindestens 1 Studie (Raglio) zu aktiver Musiktherapie	Ziv et al.: repetitives aggressives Verhalten, Wandern, unruhiges Verhalten und Fremdaggression durch stimulierende Hintergrundmusik gesenkt Bruer et al.: Sundowning – generelle Empfehlung; Problem mit Timing und Planbarkeit der Sitzungen Witzke et al.: Aggressivität – mögliche Wirkung Holmes et al.: emotionale Reaktionen mehr bei Live-Musik als bei Musikkonserve (Angst und Depressivität reduziert) Verschiedene Reviews unterstreichen die Wirkung der Musiktherapie	III
16	Robinson et al. 2007 UK	Effektivität von nicht-medikamentöser Behandlung 11 Studien, davon nur 1 musiktherapeutische (Groene 1993)	Keine Evidenz für Wirkung von Musiktherapie oder andere nichtmedikamentöse Verfahren Niedriger Evidenzgrad für Groenestudie aber aus ethischen Gesichtspunkten als einzige der untersuchten Intervention grundsätzlich als sehr wünschenswert eingestuft Forschungsdesiderat bezüglich guter großer RCTs	IIa
17	Sherratt et al. 2004 UK	Musikinterventionen bei Demenz 21 Studien, 17 genauer erwähnt, alle messen BPSD Gerdner 2000; alle anderen Studien älter Musikrezeption und aktive Musiktherapie	Musik hat das Potenzial, Problemverhalten und damit die Notwendigkeit von Medikamenten und physischen Maßnahmen zu reduzieren und fördert die aktive Teilnahme an einer sinnvollen Aktivität; Reviewfokus auf methodischen und theoretischen Punkten *Schlüsselelemente* der Musiktherapie: Live-Musik, aktive Teilnahme der Patienten, Ausdruck, Stimulation und Einsatz verbliebener Fähigkeiten, wachsender Selbstwert und Beteiligung an sozialer Interaktion	IIa

Tab. 11.2 Übersicht Sekundärstudien [M899] (Forts.)

Publ.-Nr.	Publikation	Untersuchung Studien ab 2000	Ergebnisse	Evidenz
18	Sung & Chang 2005 Taiwan und Australien	Einfluss bevorzugter Musik auf agitiertes Verhalten 8 vorwiegend kleine Studien: Gerdner 2000; Ragneskong 2001, alle anderen Studien älter ausschließlich Musikrezeption	Bevorzugte Musik zeige überwiegend positive Effekte auf agitiertes Verhalten; methodische Mängel machen bessere Forschung notwendig nur *eine* Studie von Musiktherapeuten (Clark et al. 1998), vier vom Pflegebereich, eine von einem Ergotherapeuten, eine von einem Aktivierungstherapeuten, eine von Psychiatriepersonal (Cohen-Mansfield)	IIa
19	Vink et al. 2009 Niederlande	Musiktherapie bei Demenz 21 Studien 3 Studien zu Verhaltensproblemen ab 2000: Gerdner 2000 Musikrezeption und aktive Musiktherapie	Aufgrund der gesammelten Daten sind trotz vieler positiver Aussagen aus den Primärstudien keine gültigen Aussagen zur Wirkung von Musiktherapie auf BPSD möglich Vink kritisiert methodische Studienqualität, kleine Studien über kurze Zeit	Ib
20	Wall & Duffy 2010 UK	Musiktherapie bei Demenz 13 Studien *Stimmung und Soziales Verhalten:* Lippin & Micozzi 2006, Tomaino 2000, Ziv et al. 2007, Holmes et al. 2006, Raglio 2006, Lesta 2006, Jonas-Simpson & Mitchel 2005 *agitiertes Verhalten:* Ledger & Baker 2007, Suzuki et al. 2004/2007, Svansdottir & Snaedal 2006, Sung et al. 2006, Jennings & Vance 2002	Viele Studien zeigen Kurzzeiteffekte; vor allem für individuell ausgewählte Live-Musik; Reduktion von Agitation (inklusive verbale Aggressivität und nichtphysischer Aggressivität); positive Effekte auf Stimmung und soziales Verhalten (auch auf Betreuende) Musiktherapie leiste wichtigen Beitrag zur Erhöhung der Lebensqualität durch personenzentrierten Ansatz, verwende den Vorteil der verbleibenden rezeptiven und expressiven musikalischen Fähigkeiten, arbeite am Erhalten vorhandener Fähigkeiten und sei eine Hilfe beim Management von problematischen Verhaltensweisen bei älteren Menschen mit Demenz Schlechte Studienqualität; fordert ergänzende qualitative Untersuchungen	III

Quellenverzeichnis

Der Verweis auf die jeweilige Abbildungsquelle befindet sich bei allen Abbildungen/Tabellen im Werk am Ende des Legendentextes in eckigen Klammern.

M899 Rahel Sutter, Schweiz

12 Fragestellung a) – Wirkungen auf einzelne Symptomcluster

Nachfolgend werden die Ergebnisse aus den Primärstudien den bereits vorgestellten Symptomclustern[1] nach Aalten et al. (2008) zugeordnet.
Das Wort signifikant (sign.) bedeutet in den Übersichtstabellen zu den einzelnen Clustern, dass die Ergebnisse im statistischen Sinne signifikant ausgefallen sind. Der Terminus wird in den Tabellen nur dann verwendet, wenn dies in den Publikationen selbst auch der Fall ist. Auf eine Beschreibung der statistischen Berechnungsverfahren wird verzichtet. Das *-Symbol verdeutlicht jeweils das Signifikanzlevel der Ergebnisse.

12.1 Affektive Symptome

Sechs der untersuchten neun Studien (Evidenzgrad Ib bis IV) messen Veränderungen bezüglich Depressivität und Angst. Hypomanie als weiteres affektives Symptom wird in keiner der Studien erwähnt. Mit Ausnahme derjenigen von Guétin et al. (2009) (Musikrezeption), handelt es sich ausschließlich um Studien zu aktiver Gruppenmusiktherapie.

Tab. 12.1 Wirkungen auf affektive Symptome [M899]

Evidenzgrad	Ergebnisse	Messinstrument
Ib	** Hoch sign. Reduktion *depressiver Symptome* zu CG Postmessung; Follow-up nach acht Wochen zeigt keinen Gruppenunterschied	GDS
	*** Post-Messung höchst sign. Verbesserung von Angst zu CG mit bis zu acht Wochen anhaltendem Effekt ***(Guétin et al. 2009)	HAS
	*** Höchst sign. Verbesserung von *Angst* zu Baseline, keine Verbesserung für CG (Raglio et al. 2008)	NPI
	** Hoch sign. Verbesserung von *Angst* zu Baseline (zusammen mit Subskalen *störendem Verhalten* und *Aggressivität*); keine Verbesserung in CG; Follow-up nach 4 Wo kein Gruppenunterschied (Svansdottir & Snaedal 2006)	BEHAVE-AD

[1] Symptomcluster nach Aalten: Affektive Symptome, Hyperaktivität (wird mit dem Sundowningsyndrom erweitert), psychotische Symptome, Apathie

Evidenzbasierte Musiktherapie bei BPSD. http://dx.doi.org/10.1016/B978-3-437-31683-8.00012-6

Tab. 12.1 Wirkungen auf affektive Symptome [M899] (Forts.)

Evidenzgrad	Ergebnisse	
III	*** prä vs. post Therapie höchst sign. Verbesserung von *Wohlbefinden, flacher Stimmung;* kaum Veränderung für CG (Lesta & Petocz 2006)	MBAC
	Sign. Verbesserung von *Depressivität, Angst* und Gesamtore bei Betreuenden	NPI
	Keine sign. Verbesserung von Depressivität und Angst bei EG und CG in NPI aber * sign. Verbesserung des Gesamtscores NPI, GDS und GQoL (Choi et al. 2009)	GDS/NPI/ GQoL
IV	* Sign. Reduktion *depressiver Symptome* zu Baseline; keine Verbesserung in CG (Ashida 2000)	CSDD

BEHAVE-AD: Behavioural disturbances Measures; CSDD: Cornell Scale for Depression in Dementia; GDS: Geriatric Depression Scale; GQoL: Geriatric Quality of Life; HAS: Hamilton Anxiety Scale; MBAC: Mood-Behaviour Assessment Chart; NPI: Neuropsychiatric Inventory;EG: Experimentalgruppe, CG: Kontrollgruppe; * $p<0.05$; ** $p<0.01$; *** $p<0.001$

12.2 Hyperaktivität

Sechs der neun Primärstudien (Evidenzgrad Ib bis III) und alle zehn Reviewarbeiten untersuchen Symptome aus diesem Cluster. Genannt werden: Abnorme motorische Aktivitäten, Agitation (verbal und physisch aggressives und nichtaggressives Verhalten), Enthemmung und Sundowning. Bis auf die Studie von Chang et al. (2010) (Musikrezeption) arbeiten alle mit aktiver Gruppenmusiktherapie.

➤ Tabelle 12.2 zeigt die Ergebnisse aus den Primärstudien nach Evidenzgrad geordnet. Die ➤ Tabelle 12.3 ergänzt diese Ergebnisse mit Aussagen aus den Reviewarbeiten. Anschließend folgt eine Extratabelle für das Sundowningsyndrom.

Die nachfolgende ➤ Tabelle 12.3 nennt jeweils in der letzten Klammer diejenige Übersichtsarbeit, in der die vorher erwähnten Studien und deren Ergebnisse aufgeführt sind.

Sundowning

Eine Studie (Lesta & Petocz 2006) mit Evidenzgrad III befasst sich mit dem Sundowningsyndrom und berichtet von positiven Effekten auf Stimmung und Sozialverhalten durch aktive Gruppenmusiktherapie. Die Scores für „flat mood" (flache Stimmung) reduzieren sich bis zur Postmessung auf einen Zehntel der Anfangsscores, während sich diejenigen für „anxious mood" (Ängstlichkeit) kaum verändern. Die Werte für Wohlbefinden verdoppeln sich und diejenigen für Gesicht- oder Kleider berühren halbieren sich. Einzig das Umherwandeln ist bei der Postmessung deutlich höher. Lesta kommt zu dem Schluss, dass Musiktherapie die Lebensqualität von Sundowning-Betroffenen klar steigern und die Pflege im späten Nachmittag und am frühen Abend unterstützen könne.

Die Reviewarbeit von Mc Cullagh et al. (2009) zitiert eine Studie von Bruer et al. (2007), welche eine generelle Empfehlung für Musiktherapie bei Sundowning ausspricht. Mc Cullagh et al. machen jedoch keine genaueren Angaben zu dieser Studie.

Tab. 12.2 Wirkungen auf Hyperaktivität [M899]

Evidenzgrad	Ergebnisse	Messinstrument
Ib	*** Höchst sign. Reduktion *abnormer motorischer Aktivitäten;* keine Verbesserung in CG *** höchst sign. Abnahme von *Agitation* zu Baseline, ** hoch sign. Abnahme für CG ** Hoch sign. Verbesserung von *Irritierbarkeit/Labilität* zu Baseline; keine Verbesserung für CG (Raglio et al. 2008)	NPI
	* Sign. Verbesserung von *störendem Verhalten* bei EG zu Baseline; nicht bei CG ** Hoch sign. Verbesserung von Aggressivität zu Baseline (zusammen mit Subskalen störendem Verhalten und Angst) keine Verbesserung in CG; Follow-up nach 4 Wo kein Gruppenunterschied (Svansdottir & Snaedal 2006)	BEHAVE-AD
II b	*Sign. Abnahme von *verbaler und physischer Aggressivität,* nicht sign. Zunahme *nichtaggressive agitierten Verhaltens;* Postmessung: **physische Aggressivität, *verbale Aggressivität* (Chang et al. 2010)	CMAI
	Keine sign. Gruppenunterschiede in keiner der Subskalen in der Postmessung; kurzzeitige Effekte auf *Agitation* in EG bei einzelnen Teilnehmern; in EG verläuft *verbale Aggressivität* stabiler als andere Sub skalen	CMAI
	Therapeutenlogbuch: deutlich weniger agitierte Verhaltensweisen während der Musiktherapiesitzungen und oft auch im Anschluss (Ledger & Baker 2007)	Therapeutenlogbuch
III	* Postmessung sign. Reduktion von *Agitation/Aggressivität* zu Baseline und zu CG * Sign. Reduktion von *Enthemmung* zu Baseline ** Hoch sign. Reduktion von *Irritierbarkeit/Labilität* zu Baseline; keine Verbesserung für CG * Sign. Verbesserung von *Irritierbarkeit* bei Betreuenden (Choi et al. 2009)	NPI

BEHAVE-AD: Behaviour Pathology in Alzheimer's Disease Rating Scale; CG: Kontrollgruppe; CMAI: Cohen-Mansfield Agitation Inventory, EG: Experimentalgruppe; NPI: Neuropsychiatric Inventory; * p<0.05; ** p<0.01; *** p<0.001

Tab. 12.3 Wirkungen auf Hyperaktivität – Sekundärstudien [M899]

Zusammenfassung der Erkenntnisse aus den Sekundärstudien

Wandern (Wandering)

- *keine Evidenz* für pos. Einfluss auf *Wandern* in häuslicher Umgebung (Hermans et al. 2009)
- *keine ausreichende Evidenz* für die Empfehlung einer nicht-medikamentösen Intervention für *Wandern;* niedrige Evidenz für einzige MT-Studie von Groene 1993 (Robinson et al. 2007)
- RCT von Groene 1993: aktive MT vs. Vorlesen; *Wandern* im Vergleich zur Dauer des Sitzens und Gesamtdauer der einzelnen Sitzung: *** Höchst *sign. längere Sitzungslänge* in den MT-Einheiten; keine sign. Gruppenunterschiede bezüglich Sitzzeit während der MT; bei Gruppe
- mit mehr Musikeinheiten während der MT-Phase* sign. kürzere *Wanderzeiten* (Vink et al. 2009)
- Ziv et al. 2007: stimulierende Hintergrundmusik mindert *Wandern* (Mc Cullagh et al. 2009)

Tab. 12.3 Wirkungen auf Hyperaktivität – Sekundärstudien [M899] (Forts.)

Zusammenfassung der Erkenntnisse aus den Sekundärstudien
Agitation • MT wird für sofortige Verbesserung von *störendem Verhalten* wegen konsistentem Evidenzlevel-2 im Grad B empfohlen; kurzzeitige Minderung von *Agitation* während und direkt nach MT (Livingston et al. 2006) • Keine Evidenz für längerfristige Wirksamkeit von MT bei *Agitation;* Übersicht über Agitationsstudien vor 2000 (Livingston et al. 2006) • Hinweise auf positive Effekte von MT auf *Agitation* (Lou 2001) • Bevorzugte Musik reduziere *agitiertes Verhalten;* keine Generalisierung der Ergebnisse wegen unklarer Wirkmechanismen (Sung & Chang 2005) • Gerdner 2000: sign. Abnahme von *Agitation* (CMAI) unter persönlich ausgewählter Musik vs. Klassischer Entspannungsmusik; sign. Reduktion von *Agitation* unter klassischer Entspannungsmusik (Sung & Chang 2005) • Jennings & Vance 2002: reduzierte *Agitation* nach Gruppenmusiktherapie bei 1x/Wo. 30 Min Behandlung (Livingston 2005) • Ragneskong et al. 2001: vergleicht per Videoanalyse verschiedene Arten der Musikrezeption bei n=4 Patienten, bei n=2 Reduktion von *Agitation und Rufen* (Sung & Chang 2005) • Ziv et al. 2007: stimulierende Hintergrundmusik senkt *repetitives agitiertes Verhalten und Greifhandlungen* (Mc Cullagh et al. 2009)
Aggressivität • Clark et al. 1998: RCT crossover; vergleichen *aggressives Verhalten* während *Badezeit* mit Lieblinsmusik/Stille; * sign. Unterschied bei *Gesamtscore des aggressiven Verhaltens* zwischen Musik und Stille, einen kleineren aber weiterhin * sign. Unterschied in Bezug auf *Schlagen;* keine Unterschiede in der Länge der Badezeit (Vink et al. 2009) • Witzke et al. 2008: Musik (nicht genauer beschrieben) senkt *aggressives Verhalten* (Mc Cullagh et al. 2009) • Remington 2002: 10 Min beruhigende Musik und/oder Handmassage vs. keine Intervention: reduzierte *Agitation* über mind. 1 Stunde bei allen Interventionsgruppen vs. Kontrollgruppe (Livingston et al. 2005) • Garland et al. 2007: ** sign. Abnahme von *physischer Agitation* während bevorzugter Musik vs. Placebo; * sign. Abnahme verbaler Agitation nach bevorzugter Musik vs. Placebo; kein Unterschied bei Angehörigengespräch vs. Musik (Kverno et al. 2009); *Weitere Studien und Publikationen zu Kurzzeiteffekten auf agitiertes und aggressives Verhalten* • Aldridge 1994; Brotons & Marti 2003; Brotons & Pickett-Cooper 1996; Casby & Holm 1994 (störende Vokalisationen); Clair & Bernstein 1994; Fitzgerald-Cloutier 1993; Gerdner & Swanson 1993; Goodall 2005; Jennings & Vance 2002; Koger 1999; Koger & Brotons 2000; Nugent 2000; Ridder 2003; Suzuki et al. 2004/2007; Thomas et al. 1997
CG: Kontrollgruppe; EG: Experimentalgruppe; MT: Musiktherapie; RCT: Randomized Controlled Trial; * $p<0.05$; ** $p<0.01$; *** $p<0.001$

Tab. 12.4 Wirkungen auf Symptome des Sundowning [M899]

Evidenzgrad	Ergebnisse	Messinstrument
III	*** Höchst sign. deutliche Zunahme von Skalen *prosoziale Verhaltensweisen und Affekt* sowie *Abnahme von unsozialem Verhalten* *Prä vs. Therapie:* *** höchst sign. Verbesserung von Skalen *Wohlbefinden, flache Stimmung, „alleine sitzen", Augenkontakt/Lächeln, Singen/Sprechen, Bewegen zu Musik;* nur wenig Veränderung für CG *Prä vs. post:* *** höchst sign. Verbesserung von *Wohlbefinden, flache Stimmung und „alleine sitzen"* (Lesta & Petocz 2006)	MBAC

MBAC: Moode Behaviour Assessment Chart; CG: Kontrollgruppe; EG: Experimentalgruppe
* $p<0.05$; ** $p<0.01$; *** $p<0.001$

12.3 Psychotische Symptome und Schlafstörungen

Zwei Primärstudien zu aktiver Gruppenmusiktherapie (Raglio et al. 2008; Choi et al. 2009) messen positive Veränderungen für Halluzinationen, Verkennungen und Schlafstörungen jeweils als Teilergebnis des Neuropsychiatric Inventory (NPI). Die oben dargestellten Studien zum hyperaktiven Verhalten, die ebenfalls den NPI einsetzen, publizieren keine Veränderungen psychotischer Symptome.

Tab. 12.5 Wirkungen auf psychotische Symptome [M899]

Evidenzgrad	Ergebnisse	Messinstrument
Ib	* Sign. Abnahme von *Verkennungen* zu Baseline; keine Veränderung für CG (Raglio et al. 2008) *** Höchst sign. Abnahme von *Schlafstörungen* zu Baseline; * Sign. Abnahme für CG, Global NPI Score sinkt in EG zu Baseline aber nicht in CG (Raglio et al. 2008)	NPI
III	* Sign. Abnahme von *Halluzinationen* zu Baseline; keine Verbesserung für CG (Choi et al. 2009)	NPI

NPI: Neuropsychiatric Inventory; CG: Kontrollgruppe; EG: Experimentalgruppe
* $p<0.05$; ** $p<0.01$; *** $p<0.001$

12.4 Apathie und Essstörungen

Zwei Primärstudien (Holmes et al. 2006 und Raglio et al. 2008) untersuchen auf Evidenzlevel Ib bis IIb Veränderungen bei *Apathie*. Beide berichten von einer sign. Verbesserung aktiver Teilnahme und Anteilnahme an therapeutischen Aktivitäten und am Umgebungsgeschehen. Zwei der Reviewarbeiten (Kverno et al. 2009; Mc Cullagh et al. 2009) verweisen auf Holmes et al., bringen jedoch keinen weiteren Erkenntnisgewinn. Eine Studie von Chang et al. (2010) führt die Musikintervention während des *Mittagessens* durch, misst dabei jedoch *Problemverhalten*. Da in ihr aber Hyperaktivität und nicht explizit das Verhalten während des Essens (Menge der Nahrungsaufnahme, Sitzdauer, Dauer, die mit Nahrungsaufnahme verbracht wird) gemessen wird, ist sie in diesem Cluster aufgeführt. Dies gilt auch für Denney (1997), Goddaer & Abraham (1994) sowie Watson & Green (2006).

Tab. 12.6 Wirkungen auf Apathie [M899]

Evidenzgrad	Ergebnisse	Messinstrument
Ib	* Sign. Abnahme von *Apathie* zu Baseline; keine Verbesserung für CG	NPI
	Zusatzeffekt EG: *** Höchst sign. Verbesserung in empathischem Verhalten zu Therapeut und *** aktiver Teilnahme der Patienten an therapeutischen Aktivitäten; ***mehr Lächeln, Bewegung und Singen; Gruppenunterschied bei Follow-up stabil (Raglio et al. 2008)	MTCS
IIb	Sign. kurzzeitige Veränderung in beobachtbarer *positiver Teilnahme* bei Livemusik (69 % – deutlich höchste Beteiligungsrate), Musikkonserve (25 %) und bei Stille als Placebophase (12.5 %) *** Höchst sign. Unterschied Livemusik vs. Musikkonserve und Livemusik vs. Stille; nicht sign. Unterschiede für Musikkonserve vs. Stille (Holmes et al. 2006)	DCM

DCM: Dementia Care Mapping; MTCS: Music Therapy Coding Scheme; NPI: Neuropsychiatric Inventory; CG: Kontrollgruppe, EG: Experimentalgruppe; * $p<0.05$; ** $p<0.01$; *** $p<0.001$

12.5 Beantwortung der Fragestellung a)

Auf welche Symptome werden welche Wirkungen gemessen?

Affektive Symptome

Es ist festzustellen, dass für Angst und Depressivität auf Evidenzlevel Ib bis IV primär hoch bis höchst signifikante positive Veränderung publiziert werden. Dahingegen wird in keiner der Kontrollgruppen von positiven Veränderungen mit statistischer Signifikanz berichtet. Abgesehen von Guétin et al. (2009) arbeiten alle Studien mit aktiver Gruppenmusiktherapie. Guétin et al. messen bei Angstsymptomen bis zu acht Wochen anhaltende Effekte, was für Depressivität jedoch nicht gilt. Svansdottir & Snaedal (2006) können nach vier Wochen keine anhaltenden Effekte auf Angst feststellen. Ashida (2000) endet mit der Erfassung der Depressivität bei der Postmessung. Choi et al. (2009) untersuchen auch Betreuende und messen im NPI eine signifikante positive Veränderung auf Depressivität und Angst. Für die Experimentalgruppe steigt der Gesamtwert des GDS, während sich im NPI die Skala für Depressivität nicht signifikant verändert.

Hyperaktivität

In den Primärstudien gibt es am meisten Evidenz und auch hoch signifikante Ergebnisse bezüglich Agitation, wie sie CMAI und NPI abbilden können. Etwas weniger Evidenz gibt es für aggressive Verhaltensweisen.

Hyperaktivität thematisieren sechs der Primärstudien (fünf arbeiten mit aktiver Gruppenmusiktherapie) und alle Sekundärstudien. Alle Studien berichten von positiven Veränderungen, wobei sich kein Symptom als veränderungssensitiver als das andere herausstellt; sowohl verbale als auch physische Aggression werden als veränderbar beschrieben. Die einzige Musikrezeptionsstudie (Chang et al. 2010) beschreibt eine leichte Zunahme von nichtaggressivem agitiertem Verhalten, zahlreiche andere Studien berichten dagegen von dessen Abnahme.

Nur Raglio et al. (2008) berichten von einer höchst sign. Verbesserung motorischer Aktivität. Dieselbe Studie zeigt neben höchst sign. Reduktion agitierter Verhaltensweisen für die Experimentalgruppe auch als einzige eine hoch sign. Reduktion agitierten Verhaltens für die Kontrollgruppe, die Unterhaltungs- und Bildungsangebote erhielt.

Bezüglich des Wanderns gibt es kaum Evidenz für eine positive Wirkung der Musiktherapie.

Robinson et al. (2007) stellen in einer Review zu nichtmedikamentösen Behandlungsverfahren bei Wandern fest, es gebe für keines der untersuchten Therapieverfahren ausreichende Evidenz, um es zu empfehlen. Nur eine einzige, ältere Studie (Groene 1993) wird von Robinson et al. angeführt. Diese Studie wird auch im Zusammenhang mit Sundowning genannt. Robinson et al. heben hier die Musiktherapie von anderen Behandlungsverfahren insofern ab, als dass sie diese aus ethischer Sicht trotz fehlender Evidenz als sehr wünschenswert einstufen. Hermans et al. (2009) kommen in einer Cochrane Review zu dem Schluss, dass mangels Studien zu nichtmedikamentösen Therapien bei Wandern im häuslichen Setting keine Aussage gemacht werden könne. Es wurde, abgesehen von einem Verweis auf Ziv et al. (2007) in der Review von Mc Cullagh et al. (2009), keine neuere Primärstudie zu Wandern gefunden bzw. keine Primärstudie, die diesbezüglich signifikante Effekte misst. Es gibt insgesamt sehr wenige Primärstudien, wobei die Abgrenzung zu Agitation nicht immer klar ist.

Choi et al. (2009) messen als einzige Studie eine sign. Abnahme von Enthemmung als Subskala des NPI.

Bei Choi et al. (2009) und Raglio et al. (2008) verändert sich die Skala für Irritierbarkeit/Labilität und bei Choi et al. auch bei den Betreuenden sign. nach unten.

Euphorie wird bei keiner der Studien thematisiert, obwohl es als Skala beim mehrfach verwendeten NPI vorkommt.

Lesta & Petocz (2009) untersuchen als einzige Studie das Sundowning und zeigen auf Evidenzlevel III eine höchst sign. Zunahme prosozialer Verhaltensweisen sowie eine positive Veränderung auf Stimmung und Wohlbefinden, nicht aber auf Ängstlichkeit.

Die Fülle der Ergebnisse zu Hyperaktivität lässt klar erkennen, dass musiktherapeutische Interventionen bei einer mittleren Evidenz ganz eindeutig eine zumindest kurzfristige Verbesserung von agitierten, störenden und aggressiven Verhaltensweisen bewirken können. Viele der untersuchten Studien tendieren in pflegewissenschaftlicher Richtung als Hilfe für das Management von „problematischen Verhaltensweisen" (z. B. Musik als Hintergrund bei pflegerischen Tätigkeiten).

Psychotische Symptome und Schlafstörungen

Es ist festzustellen, dass Raglio et al. (2008) auf Evidenzlevel Ib eine signifikante Abnahme von Verkennung und eine höchst signifikante Abnahme von Schlafstörungen misst. Choi et al. (2009) konstatiert auf Level III eine signifikante Abnahme von Halluzinationen. Abgesehen davon, dass Raglio et al. (2008) auch vier Wochen nach dem Behandlungsende noch signifikante Ergebnisse für Verkennungen messen, können keine weiteren Aussagen zum Anhalten der Effekte gemacht werden.

Apathie und Essstörungen

Zu Apathie messen die Studien von Raglio et al. (2008) und Holmes et al. (2006) mit einem hohen Evidenzgrad (Ib und IIb) positive Effekte. Diese werden in die Abnahme von Apathie als Skala des NPI und in die Zunahme von beteiligtem und empathischem Verhalten aufgeschlüsselt. Es können keine Aussagen zu verändertem Essverhalten bzw. Essstörungen gemacht werden.

Zusammenfassend:

Aufgrund der Daten zu den verschiedenen Symptomclustern kann gesagt werden, dass musiktherapeutische Interventionen durchweg signifikante bis hoch signifikante kurzzeitige Veränderungen erwirken können. Für Hyperaktivität gibt es diesbezüglich mit Abstand am meisten Evidenz. Die zitierten Reviewarbeiten schränken dies für Wanderverhalten allerdings klar ein. Aktive Gruppenmusiktherapie zeigt ebenfalls messbare Wirkung auf Apathie, bzw. fördert prosoziale und empathische Verhaltensweisen. In einer Studie wurden gar positive Effekte auf Betreuende nachgewiesen. Bezüglich psychotischer Symptome gibt es kaum Evidenz. Langzeiteffekte sind bei keinem Symptom nachweisbar.

Die Sekundärstudien – unabhängig davon ob von Pflegewissenschaftlern, Psychologen oder Musiktherapeuten durchgeführt – unterstreichen, dass Musik bzw. Musiktherapie grundsätzlich das Potenzial hat, BPSD und damit möglicherweise die Notwendigkeit von Medikamenten und physischen Maßnahmen zu reduzieren.

Quellenverzeichnis

Der Verweis auf die jeweilige Abbildungsquelle befindet sich bei allen Abbildungen/Tabellen im Werk am Ende des Legendentextes in eckigen Klammern.

M899 Rahel Sutter, Schweiz

13 Fragestellung b) und b1) – Methoden mit Begründung

Im folgenden Kapitel werden die Ergebnisse zu den Fragestellungen b) und b1) kombiniert dargestellt. Jede Studie wird einzeln aufgeführt. Unterschieden werden dabei (➤ Tab. 13.1) zwei methodische Ansätze: Aktive Gruppenmusiktherapie (6 Studien) und Musikrezeption (3 Studien). Die Musikrezeptionsstudien erreichen ein recht hohes Evidenzlevel, während bei den anderen diesbezüglich größere Heterogenität herrscht.
Die Planung und Inhalte werden bei jeder Studie zuerst vorgestellt und anschließend mit den von den Forschern angeführten Begründungen ergänzt. Die Reihenfolge der Darstellung folgt der Höhe des Evidenzlevels.

13.1 Aktive Gruppenmusiktherapie

Studie 8: Raglio et al. (2008) messen Veränderungen von verschiedenen BPSD, geben aber kaum Informationen zum methodischen Vorgehen in der Therapiesituation. Es wird lediglich festgehalten, dass alle Therapeuten nach der gleichen Technik arbeiten: Über nonverbales Verhalten und Klangimprovisation drückt der Patient sein Befinden aus, begegnet dem Therapeuten affektiv und wird von diesem dazu angeleitet, Emotionalität und Affekt zu modifizieren. Rhythmus- und Melodieinstrumente sind dabei das Mittel zur intersubjektiven Kommunikation. Wie während der Sitzung genau vorgegangen wird, geht aus der Publikation nicht hervor.
Begründung zum gewählten Vorgehen:
Musiktherapie sei der systematische Gebrauch von Musikinstrumenten, um die Kommunikation zwischen Therapeut und Patient zu verbessern. Sie soll dabei helfen, dass sich der Patient positiv

Tab. 13.1 Musiktherapeutische Methoden – Primärstudien [M899]

Ansatz Publikation/Evidenzlevel	Methodeninventar
Aktive Gruppenmusiktherapie 8: Raglio et al. 2008/Ib 9: Svansdottir & Snaedal 2006/Ib 6: Ledger & Baker 2007/IIb 3: Choi et al. 2009/III 7: Lesta & Petocz 2006/III 1: Ashida 2009/IV	Lieder (auswählen, selbst singen, Liedeinwürfe durch Therapeut oder Gruppenmitglieder zuhören und selbst schreiben) Instrumente spielen (Trommeln, Klavier, Glocken und Kleinperkussion) Gespräch über Themen aus Liedtexten, Analysieren von Liedtexten; Erinnerungen und Gefühle Klatschen, Pfeifen, Bewegen, Tanzen zu Musik Herstellung einfacher Instrumente
Musikrezeption 4: Guétin et al. 2009/Ib 2: Chang et al. 2010/IIb 5: Holmes et al. 2006/IIb	Live-Musik Musikkonserve (aktives Hören oder Hintergrundmusik)

Evidenzbasierte Musiktherapie bei BPSD. http://dx.doi.org/10.1016/B978-3-437-31683-8.00013-8

auf sein soziales Umfeld einstellt. Zusätzlich soll sie das Harmonieerleben fördern, Identitätserleben ermöglichen und kognitive Funktionen stimulieren (Clark et al. 1998; Groene 1993). Bezüglich des Instrumenteneinsatzes führt Raglio aus, dass Rhythmus- und Melodieinstrumente ein Mittel zur intersubjektiven Kommunikation seien (Manual nach Benenzon 1981 und Stern 1985).
Studie 9: Svansdottir & Snaedal (2006) untersuchen störende Verhaltensweisen. Die Forscher arbeiten dabei größtenteils mit einer vom behandelnden Musiktherapeuten zusammengestellten Auswahl von Liedern, die den isländischen Probanden bekannt sind.
Zu Beginn der Sitzung werden durch die Patienten Lieder ausgewählt und jedes Lied zweimal zu Gitarrenbegleitung und mit Kleininstrumentarium gesungen. Patienten, die nicht mitsingen können, halten die Liederbücher oder hören zu. Zwischen den Liedern wird geredet. Auch themenzentrierte und freie Improvisation sind Bestandteil der Sitzung. Bewegung und Tanzen zur Musik sind jederzeit erlaubt.
Begründung zum gewählten Vorgehen:
Musiktherapie wird definiert als der systematische Gebrauch von Melodien, Klängen und Bewegungen. Der Musiktherapeut setzt Melodien und Klänge bzw. deren inhärente Qualitäten ein, um Therapieziele zu erreichen. Diese bestehen im Erfüllen des grundsätzlichen Bedürfnisses nach Aktivität und Erleben sinnvoller Aktivität anstelle motorischer Stereotypien oder Wanderns. Auch die Reduktion von Angst, die durch das Nichteinordnen können von Umgebungseindrücken ausgelöst werden kann, gehört zu den Kernzielen.
Svansdottir & Snaedal beziehen sich auf eine ältere Studie zum Singen in der Gruppe von Olderog-Millard & Smith (1989), die signifikante Veränderungen im Verhalten abbilden konnte. Diese wurde jedoch ohne Kontrollgruppe durchgeführt wurde.
Studie 6: Ledger & Baker (2007) untersuchen agitiertes Verhalten und beschreiben eine immer gleichbleibende vierteilige Stundenstruktur:

1. Begrüßung
2. Hauptteil
3. Liederwünsche
4. Abschied

Die verwendeten Methoden sind Musikhören (vom Musiktherapeuten gespielt), Lieblingslieder (wünschen und singen), Liedtitel erraten (über Melodie- oder Textteile), Instrumente spielen, Bewegen zu Musik, über Gefühle und Erinnerungen sprechen und diskutieren.
Begründung zum gewählten Vorgehen:
Die Interventionen verfolgen nach Ledger & Baker das Ziel, Selbstausdruck, Erleben von Kontrolle und Selbstkompetenz, Zugehörigkeit- und Sinnerleben zu fördern. Brotons & Picket-Cooper 1996, Clair & Bernstein 1990, Ebberts 1994, Groene et al. 1998, Hanson et al. 1996, Prickett & Moore 1991 und Rio 2002 bilden das theoretische Fundament dazu. Zu den verwendeten Methoden werden keine weiteren Erklärungen abgegeben.
Studie 3: Choi et al. (2009) untersuchen Depressivität und sonstige BPSD und gehen nach folgendem Vier-Phasen-Programm vor:

1. Kontakt zwischen Patient und Therapeut herstellen
2. Kognitive Funktionen, Erinnerungen und Konzentration verbessern
3. Selbstausdruck über Instrumentalspiel (Klavier, Glocken oder Trommeln)
4. Erzeugen einer fröhlichen ausgelassenen Stimmung

Zu den verwendeten Methoden gehören: Lieder singen, Liedtexte analysieren, Lieder auswählen, schreiben oder anhören, einfache Instrumente herstellen, Instrumente spielen.

Begründung zum gewählten Vorgehen:
Die Forscher verzichten auf eine Definition ihres Verständnisses von Musiktherapie. Das 4-Phasen Programm basiert auf acht Jahren musiktherapeutischen Erfahrungswissens von drei Musiktherapeutinnen. Es bezieht nach Erkenntnissen aus einer musiktherapeutischen Studie an Parkinsonpatienten (Pacchetti et al. 2000) bewusst alle sensorischen Organe ein. Das erklärt auch das Herstellen von einfachen Instrumenten als Intervention.
Das Anhören von Liedern wird für die Förderung der Konzentrationsleistung eingesetzt.
Rhythmische und melodische Komponenten der Musik werden als spezifische Stimuli verwendet, um bestimmte motorische und emotionale Reaktionen auszulösen. Hierzu werden motorischen Bewegungen, die Stimuli unterschiedlichster auditiver und taktiler Art aufweisen, mit emotionalen Qualitäten kombiniert. Eine detaillierte Erläuterung dieser Vorgehensweise erfolgt nicht.
Studie 7: Lesta & Petocz (2006) untersuchen verschiedene Stimmungs- und Verhaltenssymptome und beschreiben eine dreiteilige Stundenstruktur einer musiktherapeutischen Singgruppe:

1. Willkommenslied
2. Hauptteil mit Singen und Anhören bekannter Lieder
3. Abschlusslied mit persönlichem Verabschieden und Bedanken für die Teilnahme

Der Hauptteil besteht aus teilweise von den Teilnehmern gewählten ruhigen, fein gesungenen und entspannenden Stücken (z. B. Lieder im Walzertakt, Lieder mit Heimat-, Abend- oder Spiritualitätsbezug, Kinderlieder bis Lieder aus dem frühen Erwachsenenalter). Bewusst werden zwischen den Stücken Pausen eingehalten, um dem Gesungenen Nachdruck zu verleihen. Wiederholungen verfolgen das Ziel, die Teilnahme und das Sicherheitserleben zu steigern. Das Tempo und die Lautstärke werden individuell dem Affekt der Gruppe angepasst. Der Therapeut verwendet die Interventionstechniken der Imitation und des Modelling[1], um Reaktionen der Patienten zu unterstützen, zu verlängern und zu verstärken. Die 30 Minuten der Sitzung verlaufen durchgehend. Sie schließen positives Verbalisieren, Klatschen, Acapella-Liedeinwürfe und Gespräche über Erinnerungen von Patienten mit ein. Letztere bewirken ihrerseits Pausen und verbale Reaktionen des Therapeuten.
Das Methodeninventar lautet: Singen und Hören vertrauter Lieder und verbaler Austausch über ausgelöste Gefühle und Erinnerungen. Das Abschlusslied wird absichtlich eher leise gesungen.
Begründung zum gewählten Vorgehen:
Erklärtes Ziel der musiktherapeutischen Intervention ist es, negative Affekte und unsoziale Verhaltensweisen zu beeinflussen.
Bewusst werden Anfang und Ende der Sitzung durch ein Lied strukturiert. Lesta zitiert eine Metaanalyse von Brotons (2000). Diese berichtet, dass strukturierte Live-Musik im Einzelsetting oder in der Kleingruppe (3–5 Leute) am besten dazu geeignet sei, aktive Teilnahme und soziale/emotionale Fähigkeiten, sprachliche Fähigkeiten, Abrufen von Erinnerungen und Abnahme von Verhaltensproblemen positiv zu beeinflussen. Dies geschehe vor allem dann, wenn der Musiktherapeut oder eine andere Bezugsperson angemessene Reaktionsweisen zeigten.
Lesta & Petocz (2006) beschreiben sehr ausführlich: Den Erwartungen und Bedürfnissen der Patienten wird gemäß Withcomb (1994) und Tomaino (2002) wie folgt begegnet: Über das wiederholte Singen von Lieblingsliedern der Patientinnen wird eine berechenbare Struktur geschaffen, die Sicherheit vermitteln und die aktive Teilnahme anregen soll. Positive soziale Interaktion und Wohlbefinden sind zwei weitere zentrale Therapieziele.

[1] Anmerkung der Autorin: Der Begriff des Modelling wird von den Autoren nicht näher erklärt, könnte sich aber auf Bruscia 1987 beziehen.

Im Hauptteil der Sitzung werden absichtlich ruhige eher leise gesungene, entspannende Stücke gewählt, um die Reaktionen der Teilnehmenden therapeutisch zu führen bzw. zu modellieren.
Lesta & Petocz (2006) möchten eine feine musikalische und soziale Stimulation ermöglichen wie dies Berney-Puckett (1996), Dewing (2003) und Lott & Klein (2003) beschreiben. Auf diesem Weg soll eine psychotherapeutische Annäherung an Reminiszenz erwirkt werden (vgl. Lott & Klein 2003).
Studie 1: Ashida (2000) untersucht Depressivität und stellt ein reminiszenzfokussiertes Verfahren vor, bei welchem jede Sitzung in vier Teile gegliedert ist:

1. Stundenanfang: Einzelkontakt mit Therapeutin mit kleiner Trommelsequenz auf afrikanischer Handtrommel
2. Lieder: Wiederholtes Singen von gleichen Liedern aus den 1890–1930-er Jahren
3. Hauptteil: Für die Reminiszenz der Teilnehmenden relevante Themen (z. B. Heimat, Natur, Reisen, Liebeslieder) zu denen die Therapeutin passende Lieder mit Gitarrenbegleitung singt, Textteile wiederholt, dazu Fragen stellt und so ein Gespräch und den Erinnerungsprozess fördert
4. Stundenende: Einzelkontakt mit ähnlicher Trommelsequenz wie zu Beginn der Stunde

Begründung zum gewählten Vorgehen:
Als Ziele der Musiktherapie mit Demenzpatienten werden genannt:
Förderung von Motivation, Selbstausdruck und Kommunikation (nach Bright 1981), Auslösen von Erinnerungen und Gefühlen, Ermöglichung des Erlebens von eigener Leistungsfähigkeit, Förderung des Wohlbefindens (nach Smith 1990), Training der sozialen Interaktion, der körperlichen Beweglichkeit und des Kurzzeitgedächtnisses (nach Hennessey 1986), Reduktion von Verhaltensweisen, die mit Depressivität oder Agitation verbunden sind (Brotons-Pickett-Cooper 1996; Clair & Bernstein 1994) und Minderung störender Vokalisationen (Casby & Holm 1994).
Der Einzelkontakt zum Sitzungsbeginn und zum -ende geschieht absichtlich mit exklusiver Aufmerksamkeit der Therapeutin, um Stimmung, Wünsche und Bedürfnisse der Teilnehmenden zu erfassen. Zum Ende der Sitzung hin hat der Therapeut auch auf Veränderungen in der Spielweise und im Affekt zu achten.
Der Liedteil behält eine konsistente Struktur über das Wiederholen von bekannten Liedern.
Im Hauptteil liegt der Fokus auf dem Erinnern und dem Austausch mit der Gruppe und dem Therapeuten.
Reminiszenzfokussierte Musiktherapie schaffe laut Ashida einen sicheren Platz, um sozial zu interagieren, Erinnerungen auszutauschen und das Selbstbild zu stärken. Der Einsatz von Musik helfe beim Implementieren einer sinnvollen Kommunikation zwischen Therapeut und Patient und zwischen den Patienten.

13.2 Musikrezeption

Studie 4: Guétin et al. (2009) untersuchen Angst und Depressivität und beschreiben eine aktive Musikrezeption im Einzelsetting. Der Ablauf folgt einer selbst entwickelten so genannten U-Sequenz. Im Gespräch werden musikalische Vorlieben und biographisch relevante Stücke erhoben und daraufhin ein Hörprogramm in ein eigens entwickeltes Computerprogramm eingespeist. Das Programm stellt die Musik zu einer U-Sequenz zusammen. Diese ist in sechs Abschnitte unterteilt, die den Probanden innerhalb von 20 Minuten langsam in eine Entspannung hinein und zum Schluss wieder hinausführen. Guétin et al. geben klare Angaben zu Tempo und Orchestrierung (z. B. wechselnde Anzahl der Instrumente). Der Proband wird dazu aufgefordert, sich auf die Musik zu konzentrierten. Anschließend hört er über Kopfhörer in Rückenlage oder in bequemem Sessel (wahlweise mit Augenbinde) die eigens auf ihn abgestimmte Musik.

Begründung zum gewählten Vorgehen:

Guétin et al. unterscheiden rezeptive Musiktherapie in rezeptive Entspannungsmusik und rezeptive „analytische" Anwendung im psychotherapeutischen Sinne. Sie sehen dabei den Arbeitsauftrag der U-Sequenz im Entspannungsbereich.

Dem Patienten in der ersten Sitzung gut zuzuhören, sei wegen des Aufbaus der therapeutischen Beziehung enorm wichtig, da sie den Effekt der Musikrezeption unterstütze. Der Einsatz von biographisch verknüpfter Musik sei zudem aus anderen Studien wie z. B. Gerdner (2000) bereits bekannt. Das Anbieten einer Augenbinde geschieht absichtlich zur Reizreduktion. Über die Wirkmechanismen dieser Methode gibt es nur wenige Informationen.

Es werden folgende Wirkungsebenen der Musiktherapie unterschieden:

Neurophysiologische Effekte:	Wirkung auf sensorische Komponenten wie z. B. Einfluss auf Schmerzempfinden
Kognitive Komponenten:	Auslösen von Erinnerungen und Bildern
Affektive Komponenten:	Veränderung von Affekten, die mit Angst oder Depressivität assoziiert sind; Entspannungswirkung
Behaviorale Komponenten:	Einfluss auf Agitation, muskuläre Hypertonie und psychomotorische Funktionen

Studie 2: Chang et al. (2010) untersuchen agitiertes Problemverhalten und spielen hierfür ruhige instrumentale Naturmusik mit Walgeräuschen oder Vogelgezwitscher. Dies dient als akustischer Hintergrund von elf bis zwölf Uhr während des Mittagessens. Die Musik wird mit 60–80 bpm, einer ruhigen Pulsfrequenz, und einer Lautstärke von 60 dB abgespielt.

Begründung zum gewählten Vorgehen:

Die Lautstärke wird absichtlich so gewählt, um den Umgebungslärm von 55.3 bis 59.5 dB zu maskieren. Weiterhin wird erklärt, dass Musik im 4/4-Takt als therapeutisches Mittel mit dem Puls korrespondieren und so einen psychophysischen Effekt erzielen könne (Chang et al. 2008). Ruhige Musik mit einer fließenden gefühlvollen Melodie, einfachen Harmonien, weichen Klangfarben und einfachem Rhythmus (60–80 bpm) könne Entspannung über Alphawellen unterstützen, während das Bewusstsein und die Erinnerungsfähigkeit gefördert werde (Levin 1998; Kemper & Danhauer 2005).

Studie 5: Holmes et al. (2006) untersuchen die Wirkung von Musik auf die Beteiligung eher apathischer Patienten und beschreiben hierfür kein klassisches Therapiesetting, sondern ein Experiment. Das Forscherteam folgt einem dreiteiligen Versuchsablauf. Die Probandinnen durchlaufen in randomisierter Abfolge eine je 30 Minuten dauernde Interaktive Live-Musikphase und eine Konservenmusikphase, denen 30 Minuten Stille zwischengeschaltet sind. Die dargebotenen Stücke und die Lautstärke bei der Live-Musik und bei der Musikkonserve sind identisch. Der Musiker befindet sich auch während der Stille und während der Musikkonserve mit seinem Instrument im Blickfeld der Probandinnen.

Das Musikprogramm besteht aus Stücken und Stilen, die der Generation entsprechen, wie beispielsweise dem Swing, populärer klassischer Musik und schottischen Tänzen[2]. Die Musiker sind nicht zwingend Musiktherapeuten.

[2] Die Studie wurde in Südengland durchgeführt.

Begründung zum gewählten Vorgehen:
Die Wahl der Lautstärke wurde dem Umgebungslärm angepasst. Das ständige Präsentsein des Musikers wird eingerichtet, um die Versuchsbedingungen möglichst konstant zu halten. Auch die Stücke sind dieselben, um die Reaktionen in den beiden Musikphasen vergleichen zu können. Die Stillephase fungiert als Placebo-Kontrolle. Holmes et al. wollen damit sowohl mögliche stimulierende als auch mögliche sedierende Effekte von Musik auf apathische Patienten beobachten.

13.3 Informationen aus Sekundärstudien

Studie 10: Cohen-Mansfield (2004) beschreibt elf Studien, die alle Symptome aus dem Hyperaktivitätscluster untersuchen. Nur eine einzige davon (Brotons & Pickett-Cooper 1996) verwendet den Ansatz der aktiven Musiktherapie. Fünf weitere Studien untersuchen Hintergrundmusik während Essens- oder Badezeiten und die restlichen fünf Studien untersuchen die Wirkung von Musikrezeption in einem eigens dafür eingerichteten zeitlichen Gefäß. Sie vergleichen die Wirkung unterschiedlicher Musik, respektive die Wirkung von Musik im Vergleich mit anderen Interventionen wie z. B. einem Gespräch oder einem Videoband, das Familienangehörige zeigt. Das Review von Cohen-Mansfield enthält auch eine Studie (Tabloski 1995), die mit Kopfhörern arbeitet. Diese hält fest, dass nur wenige Studien über die Wahl der Lautstärke berichten oder gute Hörleistung als Einschlusskriterium formulieren.
Studie 12: Kverno et al. (2009) berichten von drei musiktherapeutischen Studien, von denen zwei mit Musikrezeption arbeiten (Garland 2007; Holmes et al. 2006; Svansdottir & Snaedal 2006).
Studie 13: Livingston et al. (2005) zeigen eine Übersicht zu 24 Studien, wovon neun Studien mit Methoden aktiver Musiktherapie arbeiten.
Studie 14: Lou (2001) beschreibt in einem pflegewissenschaftlich orientierten Review sieben Studien zu Hyperaktivität, von denen alle mit Musikrezeption – meistens als Hintergrundmusik – während Badezeit, Essenszeit oder in eigens dafür eingerichteten Zeitgefäßen arbeiten.
Studie 17: Sherratt et al. (2004) finden sieben Studien zu aktiver Musiktherapie (insgesamt 21 Studien), wobei zwei dieser sieben Studien das Einzelsetting beschreiben.
Studie 18: Sung & Chang (2005) berichten von acht Studien zu Musikrezeption und ergänzen das Methodeninventar durch Anhören von Entspannungsmusik, nennen dazu aber keine spezifische Studie, so dass nicht nachzuvollziehen ist, ob eine klassisch musiktherapeutische oder eine pflegewissenschaftliche Studie damit arbeitet.
Studie 19: Bei Vink et al. (2009) arbeiten zwei der drei untersuchten Studien mit aktiver Musiktherapie.
Studie 20: Wall & Duffy (2010) berichten in einem pflegewissenschaftlichen Review von 13 eingeschlossenen Studien, von denen acht mit Methoden aktiver Musiktherapie arbeiten. Eine Studie von Ziv et al. (2007) empfiehlt im Zusammenhang mit der Zunahme von sozialer Interaktion und der Abnahme störenden Verhaltens auftaktige Musik anstelle von beruhigender, weil der Patient stimuliert werden solle. Mehrfach erwähnt wird bei Wall & Duffy (2010) der Gebrauch von „bevorzugter" Musik bei der Musikrezeption. Auch zwei Studien, die mit Bewegung zu Musik arbeiten finden Platz im Kanon der Musiktherapiestudien.
Die Studien 11, 15 und 16 enthalten keine erwähnenswerten Informationen zu dieser Fragestellung.

13.4 Beantwortung der Fragestellung b) und b1)

Welche konkreten musiktherapeutischen Methoden werden in den Studien verwendet? Wird die Methodenwahl begründet?

Die Ergebnisse zusammenfassend kann gesagt werden, dass die Primärstudien die verwendeten Methoden, eingeteilt in Ansätze aktiver Gruppenmusiktherapie und Musikrezeption, grundsätzlich transparent darstellen. Teilweise wird auch schlüssig begründet, weshalb bestimmte Interventionen zu einer bestimmten Zeit und auf eine bestimmte Art und Weise durchgeführt wurden. Die einzelnen Interventionen werden nur in wenigen Fällen (z. B. Guétin et al. 2009) detailliert beschrieben. Einige der Primärstudien stellen Überlegungen zu möglichen Wirkfaktoren an, andere reflektieren diese nicht und legen auch keine Rechenschaft darüber ab, wie die verwendete Methodenkombination zu Stande kam.

Den Studien zur aktiven Gruppenmusiktherapie ist gemeinsam, dass sie nach einer festen Stundenstruktur mit klar strukturiertem Anfang und Schluss arbeiten. Die Gestaltung des Hauptteils der Sitzung unterscheidet sich jeweils[3]. Singen und Anhören von Liedern bildet die Hauptaktivität, zieht sich diese Art der musikalischen Aktivität doch durch alle Studien zu aktiver Musiktherapie. Als Therapieziele werden mehrfach sanfte Stimulation der Motorik, der Sensorik und der Kognition, sowie Modulation und Stimulation des Affektes, das Erleben von Sinn und Selbstwirksamkeit, Interaktion und Selbstausdruck genannt.

Zur Musikauswahl argumentiert das Gros der Studien, dass Musik mit biographischem Bezug, die der Generation angepasst und vertraut ist (Kindheit und frühes Erwachsenenalter oder auch solche mit geographischem Bezug) einen positiven Einfluss auf den Response der Probanden habe. Viele Studien beziehen sich auf Gernder (2000) (Reduktion von Agitation bei Klassischer Entspannungsmusik versus persönlich bevorzugte Musik). Dabei handelt es sich um eine Studie, die nach Vink et al. (2009) methodisch zwar einige Mängel aufweist, die aber für die neueren Studien richtungweisend zu sein scheint. Mehrfach ist auch die Aussage zu finden, dass interaktive Live-Musik am besten dazu geeignet sei, um aktive Teilnahme, soziale und emotionale Fähigkeiten zu fördern (vgl. dazu Brotons 2000 oder Holmes et al. 2006).

Die Methodenwahl innerhalb der beiden Ansätze der aktiven Gruppenmusiktherapie und der Musikrezeption fällt relativ homogen aus. Die Erklärungsansätze für die Verwendung der einzelnen Methoden gehen auseinander.

Die Sekundärstudien spiegeln wider, dass es nur sehr wenige Studien zu aktiver Musiktherapie gibt. Viele der darin vorkommenden Primärstudien arbeiten mit Musikrezeption, die teilweise mit pflegerischen, physio- oder ergotherapeutischen Aktivitäten kombiniert wird. Beim Einsatz und der Auswahl der Musik sind die Unterschiede so groß, dass Vergleiche kaum zulässig sind. Was in den Ergebnissen nicht zum Tragen kommt, ist das Bewegen zu Musik. Dieses ist in drei Studien (Ledger & Baker 2007; Lesta & Petocz 2006; Raglio et al. 2008) Teil der aktiven Gruppenmusiktherapie, wird jedoch nirgendwo näher erläutert.

Quellenverzeichnis

Der Verweis auf die jeweilige Abbildungsquelle befindet sich bei allen Abbildungen/Tabellen im Werk am Ende des Legendentextes in eckigen Klammern.

M899 Rahel Sutter, Schweiz

[3] Bei Raglio et al. 2008 fehlen genaue Angaben.

14 Fragestellung c) und c1) – Setting, Behandlungsfrequenz, Behandlungsdauer mit Begründung

Die Ergebnisse zu den Fragestellungen c) und c1) werden im Folgenden kombiniert dargestellt. Die ➤ Tabelle 14.1 und ➤ Tabelle 14.2 zeigen gemäß der Fragestellung, welche Setting, Behandlungsfrequenzen und Behandlungsdauer beschrieben werden. Die Tabellen sind als Folge der Ergebnisse zu Fragestellung b) in aktive Gruppenmusiktherapie und Musikrezeption gegliedert. Aus Platzgründen folgt als erstes die etwas kürzere Tabelle zur Musikrezeption. Im Anschluss folgen zur Fragestellung c1) die von den Forscherteams angeführten Begründungen.
Bezüglich des *Setting* werden Informationen zu Gruppen- oder Einzelbehandlung, Gruppengrösse, Dauer der einzelnen Sitzung, Zeitpunkt der Sitzung und Beschreibung der räumlichen Bedingungen dargestellt. *Behandlungsfrequenz* und *Behandlungsdauer* schließen, wo angegeben, auch die Gesamtsitzungszahl mit ein.

Tab. 14.1 Studien zu Musikrezeption [M899]

Studie	**Setting** ***Behandlungsfrequenz und Behandlungsdauer***
2: Chang et al. 2010	*Setting:* Gruppe 60 Min; Mittagessenszeit um11 Uhr Alten- und Pflegeheim in einer Stadt in Taiwan; Essraum *Frequenz und Dauer:* täglich jeweils eine Wo alternierend in zwei Gruppen über 8 Wo
4: Guétin et al. 2009	*Setting:* Einzel 20 Min (Dauer der U-Sequenz) Alten- und Pflegeheim Les Violettes in Montpellier Auf dem Rücken liegende Position oder in Sessel; Augenmaske fakultativ *Frequenz und Dauer:* 1 mal/Wo über 16 Wochen
5: Holmes et al. 2006	*Setting:* Gruppe Dauer des Versuches 90 Min Verschiedene Alten- und Pflegeheime in Südengland Gemeinschaftsräume von vier verschiedenen Alten- und Pflegeheimen *Frequenz und Dauer:* einmaliger Versuch über 3 mal 30 Min-Abschnitte (1. Stille, 2. interaktive Live-Musik, 3. Musikkonserve)

Evidenzbasierte Musiktherapie bei BPSD. http://dx.doi.org/10.1016/B978-3-437-31683-8.00014-X

Tab. 14.2 Studien zu aktiver Gruppenmusiktherapie [M899]

Studie	**Setting** ***Behandlungsfrequenz und Behandlungsdauer***
1: Ashida 2000	*Setting:* Gruppe (4–7 Teilnehmende inklusive Besucher, die den Therapiebereich betreten dürfen; durchschnittlich 5 Teilnehmende) 30–45 Min Sitzungsdauer 4 Gruppen in 2 Pflegeheimen in Florida; 2 Gruppen in einem Wohnraum, 2 Gruppen am Ende eines öffentlichen Aufenthaltsbereiches mit genügend Fenstern, Blickrichtung von Türe weg, Halbkreis mit Sicht zum Therapeuten, eigene Platzwahl bzw. Nachfrage ob Platz in Ordnung sei *Frequenz und Dauer:* täglich über 5 Tage
3: Choi et al. 2009	*Setting:* Gruppe (10 Teilnehmende) 50 Min Sitzungsdauer zwischen 11 und 12 Uhr mittags Demenztagesklinik in Südkorea *Frequenz und Dauer:* 3 mal/Wo über 5 Wo
6: Ledger & Baker 2007	*Setting:* Gruppe (2–10 Teilnehmende) 30–45 Min Sitzungsdauer immer zur gleichen Zeit (3 Gruppen morgens, 2 Gruppen in der Mitte des Nachmittags) 5 Alten- und Pflegeheime in Brisbane Australien *Frequenz und Dauer:* 1 mal/Wo über ein Jahr; mindestens 42 Sitzungen
7: Lesta & Petocz 2006	*Setting:* Kleingruppe (4 Teilnehmende, Therapeut, 2 Beobachter) 30 Min Sitzungsdauer am späten Nachmittag Pflegeheim in Westaustralien; kleiner gemütlicher Raum mit Kamin und Wanduhr, schön beleuchtet; mit Seidenblumen, bequemen Stühlen, im Halbkreis um einen niedrigen Tisch arrangiert, auf welchem ein Keybord steht; Vorhänge und Türe absichtlich offen *Frequenz und Dauer:* täglich über 4 Tage
8: Raglio et al. 2008	*Setting:* Gruppe 30 Min Sitzungsdauer 3 Alten- und Pflegheime in Norditalien *Frequenz und Dauer:* 2 mal/Wo über 16 Wo; 3 Serien zu je 10 Sitzungen
9: Svansdottir & Snaedal 2006	*Setting:* Kleingruppe (3–4 Teilnehmende und Therapeut) 30 Min Sitzungsdauer 2 Alten- und Pflegeheime und 2 Psychogeriatrische Akutstationen in Island *Frequenz und Dauer:* 3 mal/Wo über 6 Wochen

14.1 Setting

Mit Ausnahme von Guétin et al. (2009) untersuchen alle Studien ein Gruppensetting. Die Gruppengröße ist sehr unterschiedlich, reicht von der Kleingruppe bis zu zehn Teilnehmenden.
Bei den Studien zur aktiven Musiktherapie wählen drei Studien das Kleingruppensetting, zwei weitere geben maximal zehn Teilnehmende an und bei einer Studie werden keine genauen Angaben gemacht. Die Studien zu Musikrezeption enthalten abgesehen von Guétins Einzelsetting keine Angaben zu den Gruppengrößen bzw. der Anzahl der Behandlungsgruppen.

Zeitpunkt der Sitzung ist bei Studie 6 für unterschiedliche Gruppen morgens und in der Mitte des Nachmittags, bei den Studien 2 (Chang et al. 2010: Vorbeugung des Sundowning) und 3 um die Mittagszeit, bei Nummer 6 in der Mitte des Nachmittags, Studie 7 (Lesta & Petocz 2006) untersucht Sundowning am Ende des Nachmittags zwischen 16:30 und 17:30 Uhr. Die Studien 1, 4, 5, 8 und 9 geben keinen Behandlungszeitpunkt an.
Im Beschreiben der räumlichen Bedingungen geht die Gewichtung der Publikationen stark auseinander. Die Studien 3, 6 und 8 machen dazu keine Angaben. Alle anderen Studien berichten von Gemeinschafträumen (Esssaal oder offene Wohnräume). Ashida beschreibt eine halbkreisförmige Sitzordnung, mit dem Blick weg von der Türe und genügend Fenstern. Lesta & Petocz (2006) beschreiben einen gemütlichen Raum mit Kamin und Wanduhr und ebenfalls halbreisförmiger Sitzordnung mit Blick zum Fenster.
Guétin et al. (2009) beschreiben keinen Raum, halten aber fest, dass die Probanden liegen oder sitzen dürfen und eine Augenbinde angeboten bekommen.
Die Angaben zur Sitzungsdauer fallen konsistenter aus. So wählen fast alle Studien die mit den Probanden aktiv arbeiten (1, 3, 6, 7, 8, 9) eine Sitzungslänge von 30 bis maximal 50 Minuten. Die Studien mit Musikrezeption beschreiben Daten, die keinen Vergleich zulassen, was an der kleinen Zahl Studien und den sehr unterschiedlichen Studiendesigns liegen dürfte.
So spielt Chang et al. (2010), die in Studie 2 die Probanden beim Essen Hintergrundmusik rezipieren lässt, diese für 60 Minuten, Guétin et al. (2009) brauchen für die U-Sequenz im Einzelsetting nur 20 Minuten Zeit. Das Experiment zur Reaktion auf interaktive-Livemusik vs. Musikkonserve (Holmes et al. 2006) dauert dagegen inklusive der Stillephase insgesamt 90 Minuten.

14.2 Begründung für das gewählte Setting

In nur gerade zwei Studien wird die Wahl des Gruppensetting begründet. Ledger & Baker (2007) bevorzugen die Gruppe, weil die Literatur die Gruppe als geeigneten Ort beschreibe, um Interaktion und Zugehörigkeit zu erleben (Christie 1995, Ebberts 1994, Pollack & Namazi 1992, Rio 2002, Silber & Hes 1995). Die Studie von Lesta & Petocz (2006) zitiert eine Metaanalyse von Brotons (2000). Darin werde berichtet, dass strukturierte Live-Musik im Einzelsetting oder in der Kleingruppe (3–5 Leute) am besten dazu geeignet sei, um aktive Teilnahme, soziale, emotionale und oft sprachliche Fähigkeiten, sowie das Abrufen von Erinnerungen und Verhaltensproblemen positiv zu beeinflussen. Auf die Kombination von Setting und Zielsymptomatik wird im Diskussionsteil näher eingegangen.
Guétin et al. (2009) wählen bewusst ein Einzelsetting mit einem Verweis auf gute Ergebnisse von Gerdner (1993/2000). Die Augenmaske für die Musikrezeption wird deshalb offeriert, um unnötig ablenkende oder Stress erzeugende visuelle Stimuli zu vermeiden[1].
Keine der untersuchten Publikationen begründet die gewählte Sitzungsdauer.
Chang et al. (2010) favorisieren als Behandlungszeitpunkt die Mittagessenszeit, weil in der anschließenden Mittagsruhezeit das Sundowning einsetze und während des Essens keine anderen pflegerischen und therapeutischen Aktivitäten stattfinden. Ledger & Baker (2007) betonen die

[1] Angesichts der Tatsache, dass Demenzpatienten oft unter einer beeinträchtigten Orientierung und Isolationsphänomenen leiden, ist dieses Vorgehen nicht unbedingt die erste Wahl für eine gezielte Reduktion externer Stimuli. Guétin et al. beschränken die Untersuchung allerdings auf Patienten mit leichter Demenz, was die angeführten Bedenken abschwächt.

Wichtigkeit dessen, dass die Sitzungen immer zu einem konstanten Zeitpunkt stattfinden sollten. Die verschiedenen Musiktherapiegruppen innerhalb der Studie finden allerdings zu unterschiedlichen Tageszeiten statt (drei Gruppen immer morgens, zwei Gruppen immer nachmittags). Ledger & Baker äußern sich hierzu nicht.
Lesta & Petocz (2006) erwähnen im Zusammenhang mit den räumlichen Bedingungen die Fenster im Behandlungsraum deshalb, weil die Patienten wegen der Sundowningphänomene die Dämmerung bewusst wahrnehmen können sollten.

14.3 Behandlungsfrequenz und Behandlungsdauer

Zur Behandlungsfrequenz ist zu sagen, dass drei Studien tägliche Behandlung einsetzen, was mit der kurzen Behandlungsdauer zusammenhängt und eher eine forschungsmethodische Erklärung als eine klinisch relevante Information ist. In den anderen Studien werden die Probanden ein- bis dreimal pro Woche behandelt. Die Informationen zur Behandlungsdauer reichen von einem einmaligen Experiment bis zu einem Jahr. Sie sind somit zu heterogen, als dass ein Muster erkennbar wäre.

14.4 Begründung der Behandlungsfrequenz

Ashida (2000) begründet die hohe Behandlungsfrequenz (täglich) damit, dass sie für demente Patienten effektiver sei, ohne dies mit Studienergebnissen zu belegen. Ashidas Untersuchung ist über eine Dauer von fünf Tagen angelegt, was die hohe Behandlungsfrequenz erklärt. Diese erscheint angesichts der Tatsache, dass eine Veränderung der affektiven Lage in dieser Zeit möglich ist, durchaus angemessen.
Drei Studien zu Agitation (Ledger & Baker 2007, Raglio et al. 2008 und Svansdottir & Snaedal 2006) setzen ein- bis dreimal wöchentlich 30–45 Minuten aktives Musizieren in der Gruppe ein. Ledger & Baker erklären dazu, dass die Forschungslage darauf hinweise, dass eine bis drei Sitzungen pro Woche Einfluss auf agitiertes Verhalten nehmen können (Brotons & Picket-Cooper 1996, Clair & Bernstein 1990, Ebberts 1994, Jennings & Vance 2002, Olderog, Millard & Smith 1989, Sambandham & Schirm 1995, Suzuki et al. 2004).

14.5 Informationen aus Sekundärstudien

Die Sekundärstudien liefern kaum zusätzliche Informationen. Sie bestätigten jedoch die Datenlage der vorliegenden Untersuchung und werden aus Gründen der Vollständigkeit nachfolgend ausgeführt.
Studie 10 von Cohen-Mansfield (2004) stellt die Frage, was den Einsatz spezifischer Interventionen optimieren könne. Sie regt unter anderem dazu an, Behandlungszeitpunkt, Behandlungsdauer, Räumlichkeit, Frequenz und Abspiellautstärke genauer zu untersuchen. Antworten werden dabei keine generiert.
Die Studie 18 von Sung & Chang (2005) berichtet bezüglich Behandlungsfrequenz und -dauer ebenfalls von sehr heterogenen Daten, unterschiedlichen Zeitpunkten (fixe Zeitpunkte, Zeitpunkt

bei Agitationspeak oder Zeitpunkt unbekannt), unterschiedlicher Sitzungsdauer (20–45 Min.) und Frequenz (ein- bis dreimal täglich über drei Tage bis sechs Wochen). Sie kommt zu dem Schluss, dass die Ergebnisse so nicht vergleichbar seien. Zum Behandlungszeitpunkt bei Sundowning berichtet Sung, dass, obwohl die Mitte des Nachmittags als Peak für agitiertes Verhalten gelte (Hall & Buckwalter 1987), dies doch sehr individuell sei. Diese Aussage rechtfertigt, dass Lesta & Petocz (2007) den Spätnachmittag und Chang die Mittagessenszeit (vorbeugend) mit aufkommenden Sundowningphänomenen in Verbindung bringt.

14.6 Beantwortung der Fragestellung c) und c1)

Welche Settings, Behandlungsfrequenzen und Behandlungsdauer werden beschrieben?

Werden Setting, Behandlungsfrequenz und Behandlungsdauer begründet?
Nur drei der neun Primärstudien (Guétin et al. 2009, Ledger & Baker 2007 und Lesta & Petocz 2006) begründen die Wahl des Einzel- bzw. Gruppensettings nachvollziehbar, indem sie andere Studien mit positiven Ergebnissen zitieren.
Die Studien zu aktiver Gruppenmusiktherapie sind sich über eine geeignete Behandlungsdauer von 30 bis 45 (max. 50) Minuten einig. Für die Musikrezeptionsstudien ist keine Aussage möglich. Ob 90 Minuten Untersuchungszeit wie sie Studie 5 (Holmes 2006) praktiziert bei mittlerer bis schwerer Demenz sinnvoll ist, sei dahin gestellt. Es werden keine Informationen zu veränderter Aufmerksamkeitsleistung und deren Einfluss auf eine sinnvolle Sitzungsdauer bei Demenzpatienten gegeben. Die Gruppengröße und die räumlichen Bedingungen werden sehr unterschiedlich beschrieben, wobei es einen leichten Trend zu hellen gemütlichen Räumlichkeiten zu geben scheint.
Die Behandlungszeitpunkte werden von vielen Faktoren wie beispielsweise dem Pflegeprozess und den sonstigen therapeutischen Angeboten in den Heimen beeinflusst. Als grundsätzlich geeignet wird die Zeit bis zur Mitte des Nachmittags beschrieben, weil hier die Sundowningphänomene einsetzen. Studie 7 (Lesta & Petocz 2006) fokussiert diese und wählt deshalb absichtlich den Spätnachmittag als Behandlungszeitpunkt. In den Studien gegebene Informationen zu vorteilhaften räumlichen Bedingungen sind ein eigener nach Möglichkeit gemütlicher Raum mit Tageslicht, halbkreisförmige Sitzordnung mit Blick weg von der unverschlossenen Türe. Zu Behandlungsdauer und Behandlungsfrequenz ist aufgrund der heterogenen Datenlage keine Aussage möglich. Wahrscheinlich haben forschungspraktische Faktoren (z. B. eine möglichst kurze Untersuchungsphase) großen Einfluss darauf. Das könnte unter ethischen Gesichtspunkten diskutiert werden. Die Begründung für die Behandlungsfrequenz bei Agitation fällt sehr klar und evidenzbasiert aus und ist eine Erkenntnis, die als gesichert betrachtet werden darf. Insgesamt liefern die Publikationen aber wenig Information zur Begründung der Wahl des Settings und der Behandlungsintensität. Eine Ausnahme ist hier die ähnliche Sitzungsdauer der aktiven Gruppen-Musiktherapiestudien, die jedoch in keiner der Publikationen begründet wird.

Quellenverzeichnis

Der Verweis auf die jeweilige Abbildungsquelle befindet sich bei allen Abbildungen/Tabellen im Werk am Ende des Legendentextes in eckigen Klammern.

M899 Rahel Sutter, Schweiz

15 Fragestellung d) – Zusammenhang des Schweregrades mit Wirkung, Methodenwahl, Setting, Behandlungsfrequenz, Behandlungsdauer

Die Ergebnisdarstellung zeigt nachfolgend zuerst schweregradspezifische Überlegungen aus drei Übersichtsarbeiten und stellt anschließend die Ergebnisse aus sieben Primärstudien dar, die sich dazu äußern. Alle anderen Publikationen enthalten keine erwähnenswerten schweregradspezifischen Überlegungen.

15.1 Reviewarbeiten

Kverno et al. (2009) beschreiben, dass Rabins et al. (2007) bezüglich der amerikanischen Demenzrichtlinien schweregradspezifische Behandlungspläne fordern. Das mache vermehrte Forschung notwendig. Kverno et al. stellen des Weitern fest, dass interaktive Livemusik eine größere Wirkung zu erzielen scheine als Musikkonserven. Hier werden Holmes et al. (2006) zitiert, die die Musiktherapie als nonverbales und sensorisches Verfahren für schwer beeinträchtigte Patienten als sehr geeignet einschätzen.
Lou (2001) fordert im Zusammenhang mit der Generalisierbarkeit von Forschungsergebnissen zu Musiktherapie bei Hyperaktivität, die Auswirkungen, die der kognitive Abbau auf die Musikrezeption habe, zu untersuchen.
Sherratt et al. (2004) vermerken ihrerseits, dass viele der untersuchten Musiktherapiestudien mittelgradige bis schwerer Demenz fokussieren.

15.2 Primärstudien

Die Datenlage in den Primärstudien sieht wie folgt aus: Sieben Studien dokumentieren lediglich, welche Schweregrade in die Untersuchung mit eingeschlossen wurden. Dabei bleiben weitere Überlegungen zu deren Einfluss auf Wirkung und Behandlung unberücksichtigt. ➤ Tabelle 15.1 zeigt die Verteilung der Schweregradeinstufung der Primärstudien. Die grobe Einteilung in drei Stufen bezieht sich auf die Einteilung nach Mini-Mental-Status Test bzw. nach der Global Detoriation Scale. Es wird deutlich, dass fast alle Studien mit Patienten mittlerer bis schwerer Demenz arbeiten. Die Publikation von Ashida (2000) enthält keine exakten Angaben zu Schweregraden. Sie vermerkt jedoch, dass bei allen Probandinnen vor Studienbeginn schon eine Demenz diagnostiziert worden sei. Daher ist sie eher bei mittlerer, evtl. sogar bei schwerer Demenz einzuordnen.
Die Studien von Choi et al. (2009) und Raglio et al. (2008) erwähnen im Ergebnisteil, dass die MMST-Werte im Studienverlauf stabil bleiben. Dies entspricht den Erwartungen der Forscher.

Evidenzbasierte Musiktherapie bei BPSD. http://dx.doi.org/10.1016/B978-3-437-31683-8.00015-1

Tab. 15.1 Berücksichtigte Schweregrade – Primärstudien [M899]

Schweregrade	Studien	Anzahl
Keine Angabe	1. Ashida (2000)	1
Leicht	4. Guétin et al. (2009)	1
Mittel	2. Chang et al. (2010), 3. Choi et al. (2009) 4. Guétin et al. (2009), 5. Holmes et al. (2006) 6. Ledger & Baker (2007), 7. Lesta & Petocz (2006) 8. Raglio et al. (2008), 9. Svansdottir & Snaedal (2006)	8
Schwer	2. Chang et al. (2010), 5. Holmes et al. (2006) 6. Ledger & Baker (2007), 7. Lesta &Petocz (2006) 8. Raglio et al. (2008), 9. Svansdottir & Snaedal (2006)	6

Ashida (2000) beobachtet bei der Gruppe mit dem höchsten Funktionsniveau am meisten Beteiligung. Zu der Beobachtung, dass verbal schwächere Patienten lauter und länger spielten, wird die Überlegung angestellt, dass sich genau diese nonverbale Art des Musizierens für den Selbstausdruck eigne. Als Argument für die tägliche Behandlung wird die Wichtigkeit hoher Konsistenz in der Alltagsstruktur von Demenzpatienten angeführt. Ashida berichtet als einzige Studie explizit davon, dass die behandelnden Therapeuten zwar in der Themenwahl immer gleich arbeiteten, die Art der Intervention jedoch bewusst dem Funktionsniveau der Gruppe angepasst hätten. Weitere Ausführungen folgen dazu nicht.

Holmes et al. (2006) beobachten zwar schweregradunabhängig positive Reaktionen auf die dargebotene Musik, stellen allerdings fest, dass mit zunehmendem Schweregrad der Effekt interaktiv dargebotener Live-Musik deutlich mehr aktive Beteiligung (bei mittelgradiger Demenz nicht sign., bei schwerer Demenz jedoch hoch sign.) der Patienten hervorrufe, als dies die Konserve vermag, auch wenn sich während der Konserve ein Musiker mit Instrument im Blickfeld befinde. Eine mögliche Erklärung für die Ergebnisse wird nicht geliefert. Es wird lediglich festgestellt, dass das Sehen und Hören eines Musikers beim Spielen einen Unterschied zum alleinigen Sehen eines Musikers mit Instrument darstellt während die Musik läuft.

Svansdottir & Snaedal (2006) berichten, dass schwächere Patienten über das Halten der Singbücher und Zuhören in die Kleingruppensituation einbezogen würden. Stärkere und schwächere Patienten werden absichtlich gemeinsam behandelt. Eine Begründung dazu wird nicht formuliert.

15.3 Beantwortung der Fragestellung d)

Werden Wirkungen, Methodenwahl, Setting, Behandlungsfrequenz, -dauer in Abhängigkeit vom Schweregrad diskutiert?

Zusammenfassend kann gesagt werden, dass sich fast alle Primärstudien auf mittlere und schwere Demenz beziehen. Eine Studie zeigt auf, dass interaktive Live-Musik eine signifikant größere Wirkung auf die Beteiligung von Patienten mit schwerer Demenz hat als Musikkonserve (Holmes et al. 2006). Kognitiv stärkere Patientinnen zeigen dabei grundsätzlich mehr aktive Beteiligung. Eine andere Studie berichtet ohne genauere Erklärung davon, dass das Funktionsniveau, das in direktem Zusammenhang mit dem Schweregrad steht, die Wahl der Interventionstechnik beeinflusse (Ashida 2000). Insgesamt behandeln die Primärstudien kaum Aussagen zur Fragestellung.

Der Zusammenhang zwischen Wirkungen, Methodenwahl, Setting, Behandlungsfrequenz, Behandlungsdauer und Schweregrad wird auch in der Sekundärforschung als Forschungsdesiderat formuliert, jedoch kaum mit inhaltlichen Informationen belegt. Die einzige bei Kverno et al. (2009) zitierte Studie stammt von Holmes et al. (2006). Sie ist eine der bereits zuvor genannten zwei Studien aus dem Primärstudienpool, die inhaltliche Aussagen dazu machen.

Quellenverzeichnis

Der Verweis auf die jeweilige Abbildungsquelle befindet sich bei allen Abbildungen/Tabellen im Werk am Ende des Legendentextes in eckigen Klammern.

M899 Rahel Sutter, Schweiz

16 Fragestellung e) – Zusammenhang Demenzerkrankung mit Wirkung, Methodenwahl, Setting, Behandlungsfrequenz, Behandlungsdauer

Die Ergebnisdarstellung folgt hier analog der Darstellung zu Fragestellung d) den Überlegungen aus den Reviewarbeiten und zeigt anschließend die Ergebnisse aus den Primärstudien.

16.1 Reviewarbeiten

Den Reviewarbeiten ist wenig Information zu entnehmen. Sie beschreiben Studien zu unterschiedlichen Demenzerkrankungen, ohne den in Fragestellung e) formulierten Punkten viel Aufmerksamkeit zu widmen.

Lou (2001) fordert als einzige Publikation mehr Forschung zu Auswirkungen von Musiktherapie auf unterschiedliche Demenzarten und schlägt dazu vor, verschiedene standardisierte Interventionen in unterschiedlichen Settings zu testen, indem jeweils einzelne Variablen verändert werden. Der Autor weist darauf hin, dass Erfolge bei Demenz vom Alzheimertyp nicht ohne Weiteres auf andere Demenzerkrankungen übertragen werden sollten.

16.2 Primärstudien

Die Datenlage zu Fragestellung e) ist auch nach eingehender Prüfung der Publikationen dürftig. Nur die sechs eher jüngeren Primärstudien spezifizieren die Art der Demenzerkrankung. Drei beschränken sich auf die Diagnose Alzheimer Demenz (AD). Eine weitere bezieht auch die vaskulären Demenzen (VD) mit ein und die letzten Beiden erwähnen darüber hinaus noch „andere Demenzen". Vier der Publikationen erwähnen keine genauen Diagnosen und keine einzige Publikation befasst sich mit der Wirkung der musiktherapeutischen Behandlung in Abhängigkeit von der Art der vorliegenden Demenz.

Tab. 16.1 Angaben zur Art der Demenzerkrankung [M899]

Demenzerkrankung	Studien
keine genauen Angaben	1. Ashida (2000), 5. Holmes et al. (2006) 7. Lesta & Petocz (2006)
AD, VD und andere	2. Chang et al. (2010), 3. Choi et al. (2009)
AD, VD	8. Raglio et al. (2008)
AD	4. Guétin et al. (2009), 6. Ledger & Baker (2007) 9. Svansdottir & Snaedal (2006)

Evidenzbasierte Musiktherapie bei BPSD. http://dx.doi.org/10.1016/B978-3-437-31683-8.00016-3

16.3 Beantwortung der Fragestellung e)

Werden Wirkungen, Methodenwahl, Setting, Behandlungsfrequenz, -dauer in Abhängigkeit von der Art der Demenzerkrankung diskutiert?
Eine mögliche Wechselwirkung zwischen Wirkung, Methodenwahl, Setting, Behandlungsfrequenz, Behandlungsdauer und der Art der Demenzerkrankung wird bislang weder in der Primär-, noch in der Sekundärforschung thematisiert. Eine Ausnahme stellt Lou (2001) dar.

Quellenverzeichnis

Der Verweis auf die jeweilige Abbildungsquelle befindet sich bei allen Abbildungen/Tabellen im Werk am Ende des Legendentextes in eckigen Klammern.

M899 Rahel Sutter, Schweiz

D Diskussion

Der Diskussionsteil gliedert sich in fünf Abschnitte. Anfangs wird die gewählte Methode auf deren Eignung bezüglich des Untersuchungsgegenstandes geprüft. Anschließend werden die Grenzen der Untersuchung aufgezeigt und die Ergebnisse bewertet. Danach richtet sich der Fokus auf mögliche Implikationen für die Praxis und für die weitere Forschung. Abschliessend erfolgen das Fazit und der Ausblick.

Um zu prüfen, ob, beziehungsweise in welchem Masse die Ziele der Untersuchung erreicht wurden, wird anbei die Fragestellung noch einmal wiederholt:

Wie ist der aktuelle Forschungsstand zur musiktherapeutischen Behandlung von BPSD und was ist für die klinische Praxis daraus ableitbar?

17 Reflexion zur methodischen Vorgehensweise

Die methodischen Fragen zur Durchführung einer Literaturstudie waren beim Erstellen der vorliegenden Arbeit mitunter die größte Herausforderung. Da vor allem die älteren Studien methodisch deutliche Mängel aufweisen, musste das Interpretieren und mehr noch das Generalisieren der Ergebnisse mit einer gewissen kritischen Distanz vollzogen werden.
Eine besondere Herausforderung beim Ordnen der Daten war die Vielschichtigkeit der Quellenlage, die es in unterschiedlicher Gewichtung zu berücksichtigen galt.
Die gewählten Untersuchungstechniken besitzen vom Forschungsstandard her nicht das höchste Maß an Objektivität, waren der Natur der Fragestellung jedoch angemessen. Dass dies nicht für alle Teilfragen gleichermaßen gilt, wird nachfolgend thematisiert.
Zur Auswahl der untersuchten Studien kann kritisiert werden, dass das Verhältnis zwischen der Anzahl der Musikrezeptionsstudien (3 Studien) zu Studien der Aktiven Gruppenmusiktherapie (6 Studien) nicht die Forschungslandschaft widerspiegelt, die deutlich häufiger die Wirkungen von Musikrezeption untersucht. Dies war eine logische Folge der Ein- und Ausschlusskriterien. Für eine nächste Untersuchung wäre es zu überlegen, sich ausschließlich auf Musikrezeption oder aktive Musiktherapie zu fokussieren, da sich die Arbeitsansätze doch sehr unterscheiden.
Weiterhin kann bemängelt werden, dass auch Studien in die Untersuchung eingeflossen sind, die nicht ausschließlich BPSD untersuchen. Es ist jedoch eine klinische Realität, dass kognitive Symptome bei Demenzpatienten per Definitionem immer vorhanden sind. Bei einigen Studien ist explizit vermerkt, dass sich im kognitiven Bereich wenig oder nichts verändert, bzw. dass über eine längere Zeitspanne hinweg leichte Verschlechterungen sichtbar werden. Einschränkungen der Hörfähigkeit werden in den untersuchten Studien, genau wie sonstige körperliche Einschränkungen (mit Ausnahme der Sturzgefahr), kaum thematisiert.
Die Arbeit mit Publikationen zu klinischen Studien ist grundsätzlich ein probates Mittel, um Wirkungen bestimmter Therapieverfahren zu untersuchen, wie in Fragestellung a) behandelt. Dies zeigen sämtliche untersuchten Reviewarbeiten (Studien 10–19). Bezüglich der exakten methodischen Vorgehensweise innerhalb der Sitzung/Musikintervention (Fragestellung b) liefert die Literaturstudie nicht die Art von Informationen, welche für ein erfolgreiches Umsetzen im klinischen Setting ausreichen. Zur exakten Übertragung einer bestimmten Intervention müssten die Forscher detailliert befragt werden. Hierzu wäre eine qualitative schriftliche oder mündliche Befragung besser geeignet. Dies gilt auch für Settingfragen, wie sie Fragestellung c) thematisiert. Für Letztere könnte gut auch Forschungsliteratur anderer therapeutischer Disziplinen herangezogen werden.
Für die Fragestellungen d) und e), welche Behandlungsvariablen mit der Art der Demenzerkrankung und den Schweregraden verknüpfen, ist die verwendete Literatur adäquat. Die sehr dünne Datenlage kann hierbei nicht an der ungeeigneten Untersuchungsmethode liegen, sondern spiegelt wider, dass die Musiktherapieforschung nicht an einem Punkt angelangt ist, über die erfragten Variablen Rechenschaft abzulegen. Es könnte folglich eher bemängelt werden, dass die Fragestellung am Forschungsstand vorbeizielt. Dieser Kritik muss stattgegeben werden. Wäre die Untersuchung prospektiv und nicht explorativ vonstatten gegangen, wären diese Fragestellungen womög-

Evidenzbasierte Musiktherapie bei BPSD. http://dx.doi.org/10.1016/B978-3-437-31683-8.00017-5

lich gestrichen und lediglich im Diskussionsteil als Forschungsdesiderat formuliert worden, wie dies ältere Publikationen auch schon getan haben (vgl. dazu Brotons et al. 1997; Koger et al. 1999; Vink 2000).

Dass ausschließlich mit Studien und nicht mit Standardliteratur gearbeitet wurde, liegt an der Konzeption der Untersuchung, die sich unter anderem aus dem Datennotstand in der Standardliteratur ergab. Diese stützt sich teilweise auf wenige ältere Studien von zweifelhafter bzw. fragwürdiger Qualität. Ein Beispiel hierfür ist die oft zitierte aber schlecht bewertete Studie von Groene (1993). Dies ist, in Anbetracht dessen, dass medizinische Fachliteratur (vgl. Stoppe & Maeck 2007; Fischer-Terworth 2010; DGPPN 2009a) bezüglich Musiktherapie und Demenz von mangelhafter bis moderater Evidenz und geringen Effekten auf BPSD sprechen, wenig erstaunlich. Wie soll evidenzbasierte Standardliteratur verfasst werden, wenn es bis heute nur schwache bis moderate Evidenz gibt?

Die Motivation zur Arbeit mit Sekundärstudien entsprang der Idee, dass diese als Ergänzung zu den Primärstudien eine gute Übersicht (inhaltlich und zeitlich) zum Thema ermöglichen. Diese Erwartungen wurden erfüllt. Erst beim Überblicken der Sekundärstudien wird deutlich, dass der Primärstudienpool klein ist. Er liegt bei den untersuchten 10 Reviewarbeiten für die Publikationsjahre 2000 bis 2010 bei nur gerade 24 verschiedenen Primärstudien.

Einige der Studien und Übersichtsarbeiten sind von Autoren aus den Pflegewissenschaften verfasst. Das bedeutet fast zwangsläufig, dass der Fokus auf dem Verhaltensmanagement liegt. Es geht hier darum, wie Musik dazu eingesetzt werde kann, den Pflegeprozess zu vereinfachen, indem herausfordernde Verhaltensweisen aufhören bzw. gemildert werden können. Der musiktherapeutische Fokus, der weniger auf das Funktionieren als auf die Erlebensqualität und die Interaktions- und Ausdrucksmöglichkeiten der Patienten abzielt, ist eine wertvolle und wichtige Ergänzung dazu. Es ist deshalb durchaus von Bedeutung, dass Musiktherapeuten sich in diesem Forschungsbereich weiter engagieren und das Feld nicht ausschließlich den Pflegewissenschaften überlassen. Musiktherapie ist viel mehr als das „bloße" Abspielen von bevorzugter Musik, wie es verschiedene Reviews (z. B. Kverno et al. 2009 oder Sung & Chang 2005) unterstreichen. Es gibt mehr Wirkungsmöglichkeiten, die aus einer musiktherapeutischen Begleitung hervorgehen können, als das Ausschalten eines Symptoms.

18 Bewertung der Ergebnisse

18.1 Fragestellung a) – Wirkung auf unterschiedliche Symptome

Die im Theorieteil eingeführte S3-Behandlungsleitlinie spricht sowohl für aktive Musiktherapie auf Evidenzlevel IIa als auch für Musikrezeption auf Evidenzlevel III eine global gehaltene „Kann-Empfehlung" für die Behandlung von BPSD aus. Für Musikrezeption wird die Empfehlung auf Musik mit biographischem Bezug („preferred music") eingeschränkt, die auf agitiertes und aggressives Verhalten geringe Effekte haben soll.
Die Ergebnisse der vorliegenden Studie untermauern die Behandlungsempfehlungen der S3-Leitlinie eindeutig, tendieren vom Evidenzlevel her sogar eher in Richtung einer „Sollte-Empfehlung[1]". Dies entspricht auch den Aussagen einer der untersuchten Reviewarbeiten (Livingston et al. 2005). Diese spricht eine „Sollte-Empfehlung" für Musiktherapie aus, wobei kein anderes der untersuchten psychosozialen Verfahren eine bessere Empfehlung bekommt. Die meisten Verfahren liegen darunter.
Auf das explizite Formulieren von klinischen Empfehlungen wird aufgrund der Qualitätsprobleme in einzelnen Studien und dem Vermeiden falscher Bewertung verzichtet. Nichtsdestotrotz ist in ➤ Tabelle 18.1 auf einen Blick sichtbar, wie es um die Evidenzlage tendenziell steht. Sie ist mengenmäßig dürftig, erreicht aber an einigen Stellen ein gutes Evidenzlevel, was auf weitere gute Studien und detaillierter verfasste Behandlungsempfehlungen hoffen lässt.

a. Affektive Symptome

Die Untersuchungsergebnisse zu diesem Cluster sind weder neu noch überraschend, bestätigen aber auf gutem Evidenzlevel ältere Forschungsarbeiten. Dass Musiktherapie Angstzustände mindern kann, ist insofern von Bedeutung, als die im Theorieteil eingeführte S3-Behandlungsleitlinie weder Empfehlungen zu medikamentöser-, noch zu psychosozialer Unterstützung ausspricht. Für Depressivität hingegen gibt es gute medikamentöse Möglichkeiten und die Empfehlung zu individualisierten, patientenbezogenen Interventionen und strukturierte Freizeitaktivitäten im Bereich der psychosozialen Angebote.
Choi et al. (2009) messen als einzige Forschergruppe mit demselben Messinstrument (NPI) auch die Belastungssituation der Betreuenden und stellen fest, dass nach fünf Wochen Aktiver Gruppenmusiktherapie auch bei den Betreuenden die Werte bei Depression, Angst und Irritierbarkeit gesunken sind. Dies bestätigt, dass Musiktherapie bis zu einem gewissen Grad eine Therapie für das gesamte System sein kann. Die S3-Leitlinie empfiehlt Wissensvermittlung zur Erkrankung, zu

[1] Evidenzlevel I: „Soll-Empfehlung", Level II und III: „Sollte-Empfehlung", Level IV: „Kann-Empfehlung" und Level V: „Good Clinical Practice".

Evidenzbasierte Musiktherapie bei BPSD. http://dx.doi.org/10.1016/B978-3-437-31683-8.00018-7

Tab. 18.1 Ermittelte Evidenzstärken zu einzelnen Symptomkomplexen [M899]

Symptome	Aktive GMT	Musikrezeption
Affektive Symptome		
Angst	Ib 8/9; III 3	Ib 4
Depressivität	III 3/7; IV 1	Ib 4
Hyperaktivität		IIb 2
Agitation	Ib 8/9; IIb 6; III 3	IIb 2
Aggressivität	Ib 9; IIb 6; III 3	
Irritierbarkeit/Labilität	Ib 8; III 3	
Enthemmung	III 3	
Psychotische Symptome		
Verkennung	Ib 8	
Halluzination	III 3	
Schlafstörungen	Ib 8	
Apathie	Ib 8	IIb 5

römische Ziffer: Evidenzlevel; **arabische Ziffer:** Publikationsnummer; **GMT:** Gruppenmusiktherapie

Bewältigungsstrategien und Entlastungsmöglichkeiten für die Angehörigen sowie deren Integration in die Behandlung.

Zur Dauer der Wirkung der musiktherapeutischen Behandlung ist Folgendes zu beobachten: Guétin et al. 2009 messen bezüglich Angst auch acht Wochen nach der Behandlung einen hoch signifikanten Gruppenunterschied[2]. Dies führt zur Überlegung, dass der gewählte entspannungsorientierte Musikrezeptionsansatz im Einzelsetting einen Trainingseffekt haben könnte, wie ihn Aktive Gruppenmusiktherapie nicht erzielen kann.

Ein Grund dafür, dass keine einzige Studie Hypomanie als Letztes der Symptome dieses Clusters untersucht, könnte ihre niedrige Prävalenz (1–2 %) sein, die, verglichen mit Depressivität oder Angst (gegen 50 %), sehr gering ist und auch keine Behandlung erfordert, sofern nicht Selbst- oder Fremdgefährdung vorliegt.

b. Hyperaktivität

Erwartungsgemäß befasst sich das Gros der untersuchten Studien (80 %) mit agitierten und aggressiven Verhaltensweisen. Das gesammelte Material würde für eine eigene Untersuchung ausreichen und ist insofern interessant, als es teilweise gute Evidenzlevel erreicht und durchaus positive, ermutigende Ergebnisse präsentiert. Dies ist ein Fortschritt, da etwas ältere Ergebnisse aus Übersichtsarbeiten (z. B. Lou 2001) noch durch schlechte Studienqualität eingeschränkt werden. Nach Sung & Chang (2005) sei weiterhin unklar, welche spezifische Intervention welche Effekte erzielten, was gegen das Generalisieren von Einzelergebnissen aus Primärstudien spreche.

Die S3-Leitlinie formuliert keinerlei Empfehlung für die psychosoziale Unterstützung von Bewegungsdrang oder anderen Symptomen aus dem Hyperaktivitätscluster. Für Agitation und Aggressivität gibt es medikamentöse Empfehlungen. Dies gilt aber nicht für enthemmtes Verhalten. Es könnte deshalb interessant sein, dem Ergebnis von Choi et al. (2009) weiter nachzugehen, das seinerseits bereits Ergebnisse älterer Studien bestätigt. Auch die schwache bzw. umstrittene Evi-

[2] Eine kürzlich publizierte Metaanalyse von Ueda et al. (2013) weist eindeutig mittlere Effekte auf Depression und Angst nach. Bei einer Behandlungsdauer von über drei Monaten zeigen sich zusätzlich leicht gesteigerte Effekte auf Depression und sogar große Effekte auf Angst.

denz zum Wandern (Wandering) wäre aufgrund des Fehlens von entsprechenden Behandlungsempfehlungen weiterhin untersuchenswert.
Die einzige Musikrezeptionsstudie, die Hyperaktivitätssymptome erfasst (Chang et al. 2010), beschreibt eine leichte Zunahme von nichtaggressivem agitiertem Verhalten, während alle aggressiven Verhaltensweisen zurückgingen. Hier kann vermutet werden, dass Musikrezeption dabei helfen kann, hyperaktive Verhaltensweisen zu kanalisieren. Im Theorieteil wurden hierzu die Möglichkeiten, über Musik das Selbstberuhigungssystem zu unterstützen vorgestellt.
Ledger & Baker (2007) vermuten, dass die Musiktherapiegruppe weniger verbal aggressives Verhalten über die Untersuchungszeit hinweg gezeigt hat als die Kontrollgruppe. Die Studie kann dies mit Zahlen aber nicht eindeutig belegen. Dass das nonverbal aggressive Verhalten in der Experimentalgruppe in den ersten neun Monaten sank, könnte auf verbesserte verbale Funktionen hinweisen. Dass es wieder ansteigt, kann auf die abnehmenden verbalen Fähigkeiten hinweisen. Dies würde Koss et al. (1997) bestätigen[3], die unter Musiktherapieeinfluss von abnehmender verbaler Aggressivität bei Menschen mit niedrigen MMST-Scores berichten.
Lesta & Petocz (2006) sehen unter anderem in der signifikanten Abnahme unsozialen Verhaltens eine Bestätigung der wertvollen Rolle von Musiktherapeuten zur Unterstützung qualitativ guter Altenpflege und bestätigen damit Ergebnisse aus älteren Studien.

c. Psychotische Symptome und Schlafstörungen

Bezüglich psychotischer Symptome gibt es kaum Evidenz. Interessant ist, dass Choi et al. (2009) nur bei der Subskala Verkennungen und Raglio et al. (2008) nur bei Halluzinationen von Veränderungen berichten, zumal beide Studien mit einem aktiven Gruppenmusiktherapieansatz arbeiten. Eine mögliche Erklärung könnten Messfehler sein, da die Signifikanzen nicht sehr hoch ausfallen.
Eine Verbesserung von Schlafstörungen bei Patienten mit BPSD über Musikeinsatz wird in der musiktherapeutischen Literatur kaum thematisiert[4]. Es kann lediglich auf Grümme (1997) verwiesen werden, die sich auf Grundlage weniger Studien für eine individuell abgestimmte Nutzung von Musikrezeption ausspricht. Die S3-Leitlinie empfiehlt: Angemessene strukturierte soziale Aktivierung während des Tages. Die qualitativ gute Studie von Raglio et al. (2008) misst eine höchst signifikante Verbesserung des Schlafes. Dies verlangt danach, den Schlaf bei weiteren Untersuchungen mitzuerheben, zumal die S3-Leitlinie keinerlei medikamentöse Empfehlungen ausspricht.

d. Apathie und Essstörungen

Es gibt wenig Evidenz für Musiktherapie bei Apathie, doch die Ergebnisse der beiden Studien mit hohem Evidenzlevel ermutigen dazu, weitere Untersuchungen anzustellen.
Da Apathie am häufigsten vorkommt und die S3-Leitlinie weder Empfehlungen zu medikamentösen-, noch zu psychosozialen Maßnahmen ausspricht, scheinen weitere Untersuchungen angezeigt. Interaktive Live-Musik scheint bei der Behandlung von Apathie geeignet zu sein (Holmes et al. 2006). Dass sich bei zunehmender Demenz die Ergebnisse zu Gunsten der Effekte der Live-Musik (im Vergleich mit Musikkonserve) entwickeln, gibt Anlass zur Spekulation, dass es auch die soziale Interaktion und nicht die Musik sein könnte, die wirkt. In der klinischen Praxis der aktiven Musiktherapie ist der hohe Aufforderungs- und Aktivierungscharakter von Musik augenfällig. Dass durch Musiktherapie auch empathische und prosoziale Verhaltensweisen unterstützt werden können, ist wenig erstaunlich, sollte jedoch weiter wissenschaftlich unterlegt werden.

[3] Diese Studie macht ebenfalls vom CMAI Gebrauch.
[4] Lai & Good (2005) publizieren die Schlafqualität fördernde Effekte von ruhiger sanfter Musikrezeption in der Einschlafphase älterer Menschen. Demenz oder BSPD bilden in der Untersuchung (RCT) keinen Fokus.

Die vorliegende Untersuchung ergibt keine Evidenz für Musiktherapie bei Essstörungen. Zum Essverhalten empfiehlt die S3-Leitlinie Demenz eine familienähnliche Essenssituation mit verbaler Unterstützung und positiver Verstärkung. Medikamentöse Empfehlungen gibt es keine. Ob bzw. wie sinnvoll es ist, in diesem Bereich zu forschen ist fraglich, fällt doch die Essenssituation eher in den Pflegebereich. Zum Musikeinsatz in der Essenssituation gibt es eine beträchtliche Anzahl Studien, die zu unterschiedlichen Ergebnissen kommen (z. B. Denney 1997; Goddaer & Abraham 1994: Watson & Green 2006).

18.1.1 Ausbleibende oder negative Effekte

Zu den in der Einleitung erwähnten negativen oder ausbleibenden Effekten ist folgende Aussage möglich. Es wurden bei den Recherchen zwei Publikationen (Van de Winckel et al. 2004 und Berger et al. 2005) ermittelt, die keine positiven Effekte (auf Hyperaktivität) abbilden konnten. Da sie jedoch angeleitetes Bewegen zu Musik mit physiotherapeutischem Fokus untersuchten und einer genaueren Prüfung des Musiktherapiebegriffes nicht standhielten, wurden sie nicht in die Untersuchung mit eingeschlossen. Deshalb kann an dieser Stelle nur wiederholt werden, dass es wichtig wäre, auch negative oder ausbleibende Effekte zu publizieren, um diesen Publikationsbias zu verkleinern und Aussagen der Standardliteratur damit zu bestätigen, bzw. zu ergänzen.
Die einzige Studie (Holmes et al. 2006) der Untersuchung, bei der aufgrund eines quasiexperimentellen Designs mit einer relativ langen Versuchsdauer von 90 Minuten ethische Bedenken angemeldet werden könnten, vermerkt explizit, dass keinerlei negative Reaktionen der Probandinnen festgestellt werden konnten. Auch keine andere Publikation berichtet von negativen Effekten.

18.1.2 Klinische Relevanz von Kurzzeiteffekten

Einige der untersuchten Reviewarbeiten erwähnen mit Nachdruck, dass lediglich Kurzzeiteffekte nachgewiesen werden können. In Anbetracht dessen, dass es sich bei BPSD um fluktuierende Symptome bei Menschen in einem dementiellen Prozess handelt, ist dies keine Überraschung.
Kverno et al. kommen zum Schluss, dass wenn auch keine Langzeiteffekte nachweisbar seien, die messbaren Kurzzeiteffekte klinische Bedeutung hätten, da sie Stress reduzierten und die Lebensqualität erhöhten (Kverno et al. 2009, S. 841). Eine ähnliche Aussage treffen auch schon Sherratt et al. (2004). Musiktherapie und Musikrezeption kann präventiv und, bei akuter Symptomatik, als Hilfe beim Verhaltensmanagement eingesetzt werden.
Sakamoto et al. (2013), welche für die vorliegende Studie zu spät publizierten, sprechen erstmals von gemessenen Langzeiteffekten. Sie belegen diese Aussage mit entsprechenden Daten von Herzratenvariabilitätsmessungen und Ergebnissen der im Methodenteil kurz vorgestellten Behavioral Pathology in Alzheimer's Disease Rating Scale (BEHAVE-AD).

18.1.3 Wirkmechanismen

Die musiktherapeutischen Wirkmechanismen können nicht vollständig erklärt werden. Guétin et al. (2009) halten ein vielschichtiges Wirken der Musiktherapie über neurophysiologische, kognitive, affektive und behaviorale Komponenten fest. Die nachfolgenden Beispiele aus den untersuchten Studien verdeutlichen, dass die genannten Komponenten in unterschiedlicher Gewichtung als Erklärung herangezogen werden.

Lesta & Petocz (2006) gehen davon aus, dass Musiktherapie helfe, indem sie sich der nicht befriedigten psychosozialen Bedürfnisse der Patienten bewusst annehme, ausgehend von der Annahme, dass Patienten über die gezeigten Symptome ein Bedürfnis kommunizieren möchten. Sie stützen sich dabei auf das Konzept der „Personhood" (Personsein) von Kitwood (1997), das „... the importance of human interaction as a determinant of psychological functioning" (Sherratt et al. 2004, S. 10) unterstreicht und offene soziale Reaktionen und Wohlbefindensreaktionen unterstützen möchte. Musiktherapie wird somit zur Möglichkeit, dieses „Menschsein" zu erleichtern (vgl. Wall & Duffy 2010, S. 112).

Ledger und Baker (2006) diskutieren zu Agitation, dass Entspannungsmusik als Puffer für Umgebungslärm diene, indem sie die Aufmerksamkeit lenke. Beim Betrachten der Studienergebnisse fällt auf, dass viele Symptome, die Entspannung bzw. Spannungsregulation benötigen, um sich zurückzubilden, über Musik gut beeinflussbar scheinen (Hyperaktivität, Angst, Apathie). Dies bestätigen auch Sung & Chang (2005), die unter Musikeinfluss ein Absenken des Cortisolspiegels und dadurch eine Reduktion von State Angst[5] festhalten. Es ist zu überlegen, sich in der Forschung auf die psychophysische Entspannung zu konzentrieren. Auch Guétin et al. (2009) vermuten, dass sich beispielsweise Sprechflüssigkeit und biographisches Gedächtnis mit Hilfe der Musik deshalb verbessert, weil diese hemmende Faktoren wie Angst und damit einhergehender Anspannungen abschwächt.

Nach Lou (2001 S. 166) gibt es keine allgemeine Theorie, welche die physischen und psychischen Wirkmechanismen von Musik erklärt. Es wird angenommen, dass Musik das Potential besitzt, dem Zuhörer ein Verständnis für das Selbst zu öffnen. Persönlich bevorzugte Musik könne die neuronalen Prozesse aktivieren, die im dementiellen Abbau der Alzheimer Erkrankung zum Erliegen kommen. Sie könne dabei helfen, sich wieder zu orientieren, soziale Bezüge wieder herzustellen, Erinnerungen auszulösen und so als moralische/affektive Unterstützung zu fungieren.

Es wird deutlich, dass es sich gegenseitig bestätigende Erklärungen, aber offensichtlich noch keine anerkannte Systematisierung gibt, auf die zurückgegriffen werden kann.

Im unlängst publizierten Standartwerk von Wosch (2013) finden sich allerdings neuropsychologische und motivationspsychologische Erkenntnisse und Überlegungen zu Musikverarbeitung, die zeigen, dass die untersuchten Publikationen den momentanen Wissensstand nicht umfassend abbilden[6].

18.2 Fragestellung b) – Methoden

Die in den Sekundärstudien festgehaltene deutliche Mehrzahl der Musikrezeptionsstudien korrespondiert nicht mit der vorliegenden Untersuchung, die zu zwei Dritteln Studien zu Aktiver Gruppenmusiktherapie auswertet. Es geht bei der Häufung der Musikrezeptionsstudien möglicherweise weniger um die Eignung des Verfahrens, als um die einfachere Untersuchbarkeit. Ausserdem arbeiten auch andere Fachbereiche wie Physiotherapie oder Pflegewissenschaften mit Musikrezeption.

[5] Angstlevel zu einem bestimmten Zeitpunkt

[6] Vergleiche dazu Wosch (2013) S. 33 f.; S. 44 f.; S. 89 f.

Beim Auswerten der Sekundärstudien zeigte sich, dass pflegewissenschaftliche Reviews ein offenere Definition von Musiktherapie nutzen.
Die Unterscheidung zwischen Musikeinsatz und Musiktherapie, wie sie Raglio & Gianelli 2009 vornehmen, erscheint im Nachhinein doch etwas zu kurz gegriffen. Von den untersuchten Interventionsstudien können nach Raglios Verständnis, das unter anderem die therapeutische Beziehung als zentrales Element sieht, nur die Studien zur Aktiven Gruppenmusiktherapie auch wirklich „musiktherapeutisch" genannt werden. Bei den anderen Studien ist das strukturierte Setting[7], respektive die Beziehungsvoraussetzung nicht gegeben. Die Wirkung des Verfahrens steht im Vordergrund. Das Herausarbeiten der Unterschiede im Vorgehen und der Absicht bezüglich des Musikeinsatzes müsste weiter untersucht werden.
Raglio & Gianelli formulieren als musiktherapeutische Ziele der Musikrezeption:

a. Musik hat das Potenzial, durch das Verbalisieren nach der Höraktivität Erinnerungen und die geistige Verfassung zu stimulieren.
b. Musik kann dabei helfen, sich im physischen Umfeld oder im Tagesablauf zu orientieren.
c. Musikhören wird dazu verwendet, herausforderndes Verhalten zu reduzieren und die Stimmung zu verbessern.

Diese Punkte könnten Ansatz für eine Unterscheidung zum rezeptiven Einsatz von Musik sein, den andere Professionen pflegen.
Eine weitere problematische Seite bei der Arbeit mit Musikrezeption kann sein, dass sie auf Hörfähigkeiten aufgebaut ist. Zudem setzt sie oft die Fähigkeit voraus, sich verbal äußern zu können, was bei schwerer Demenz nicht mehr gegeben ist (vgl. Raglio & Gianelli 2009, S. 295 f.).
Die Erklärungsansätze für die Verwendung der Methoden gehen auseinander. Bei den Musikrezeptionsstudien werden vor allem die Musikauswahl und die biographische Relevanz, die bewirkt, dass Musik vergessensresistent ist, herangezogen. In der S3-Leitlinie wird der biographische Bezug in der Empfehlung für rezeptive Musiktherapie sogar explizit genannt.
Kverno (2009) regt im Zusammenhang mit der Therapieplanung bei fortgeschrittener Demenz dazu an zu unterscheiden, ob Unter- oder Überstimulation vorliege und aufgrund dessen die Intervention zu planen. Dies ist ein wichtiger Hinweis, ganz unabhängig vom gewählten Therapieansatz. Cohen-Mansfield (2004) bestätigt dies und hält fest, dass es wichtig sei, die Therapie individuell zu gestalten und gründlich nach geeigneten Interventionen zu fragen.
Grümme (1997) behauptet, auf Grundlage von jeweils einer Studie zu bevorzugten Methoden, dass Demenzpatienten in allen Stadien Tanz und Bewegung den Vorzug vor Singen und Spielen von elementaren Instrumenten gäben (Hanson et al. 1996). Des Weiteren werde bei schwerer Demenz das Spielen vibrotaktiler Instrumente dem Singen vorgezogen (Clair & Bernstein 1990) und bei mittlerer bis schwerer Demenz Singen, Tanzen und Spielen elementarer Instrumente Vorrang vor Improvisation/Komposition (Brotons & Pickett-Cooper 1994) hätten. Diese Aussagen sind spannend, müssten aber eingehender geprüft werden, da sie bei Gültigkeit großen Einfluss auf die Methodenwahl nehmen würden.
Bezüglich der gewählten Methoden bei der Aktiven Gruppenmusiktherapie soll das Singen extra erwähnt werden. In der vorliegenden Untersuchung spielt Singen eine wichtige Rolle in den Gruppensitzungen. Die Methoden werden aber durch die von Grümme (1997) genannten Methoden erweitert. Für schwerstdemente Patienten bleibt die Musikrezeption, die ohne verbale Restkompetenzen auskommt. Sie kann in bekanntem bedeutungsvollem musikalischem Material oder

[7] Die Essenssituation, während der Musik gespielt wird, entspricht nicht einem unspezifischen und nicht einem therapeutisch strukturierten Setting im engeren Sinne.

auch dem Für-Spiel im Sinne des Einhüllens, Tragens, Atmosphäre-Schaffens bestehen, wie es Muthesius et al. (2010) beschreiben. Die vorliegende Untersuchung macht deutlich, dass sich die Praxis zwar nicht grundlegend, aber doch in der Methodenvielfalt etwas verändert hat und neue Erkenntnisse eingebaut worden sind.
Was etwas erstaunt ist, dass Bewegen zu Musik eine eher untergeordnete Rolle zu spielen scheint, wenn daran gedacht wird, dass klinisch erfahrene Musiktherapeuten wie Aldridge, Grümme und Muthesius alle explizit auf das Einbeziehen der physiologischen Ebene hinweisen. Es gibt jedoch pflegewissenschaftliche bzw. physiotherapeutische Studien, die das Bewegen zu Musik fokussieren (vgl. z. B. Sung & Chang 2005), auch wenn nach Sung & Chang (2005) die Evidenzlage noch mangelhaft ist.
Zur Diskussion der offenen oder inhaltlich strukturierten Stundengestaltung in Aktiven Gruppenmusiktherapiesitzungen (Grümme 1997, S. 199) kann aufgrund der Ergebnisse gesagt werden, dass Breitinger (2001) es mit der strukturierten Offenheit auf den Punkt zu bringen scheint. Eine ritualisierte Anfangs- und Schlussgestaltung wird nicht mehr in Frage gestellt. Auch eine grobe Stundenstruktur, die zum Beispiel das Ansprechen von Affekt, Erinnerung, Orientierung in der Tageszeit oder physische Orientierung im Raum berücksichtig und partielle Partizipation (jeder nimmt teil, wie es ihm möglich ist) möglich macht, scheint musiktherapeutischer Standard geworden zu sein.

18.3 Fragestellung c) – Setting, Behandlungsfrequenz, Behandlungsdauer

Die gewonnenen Erkenntnisse bestätigen die Fachliteratur dahingehend, dass es nur wenige feste Vorgaben gibt (z. B. eine auf 30–45 Minuten begrenzte Sitzungsdauer), die in der klinischen Arbeit sinnvoller Weise berücksichtigt werden muss.
Zur Gruppengröße soll eine kleine, aber durchaus interessante Beobachtung erwähnt werden. Choi et al. (2009) berichten in einer der untersuchten Studien von Aktiver Gruppenmusiktherapie mit 10 Patienten, bei denen eine mittelgradige Demenz diagnostiziert wurde. Dies korrespondiert nicht mit europäischen oder amerikanischen Standards, die eindeutig Kleingruppenarbeit empfehlen wie beispielsweise Grümme (1997), die maximal sechs Teilnehmende nahelegt. In Südkorea hat Teil einer Gruppe zu sein einen höheren Stellenwert, als das Individuum. Es könnte hier genau dieser interkulturelle Unterschied zum Tragen kommen.
Zur idealen Sitzungsdauer werden in den untersuchten Studien kaum Begründungen angeführt. Sung et al. 2006 belegen mit Plaud et al. (1998) eine limitierte Aufmerksamkeitsspanne von Menschen mit Demenz. Sung & Chang 2005 beschränken die Behandlungsdauer bei mittlerer bis schwerer Demenz auf 30 Minuten. Diese Information ist nicht neu, für die klinische Praxis und die Forschung aber zu berücksichtigen. So gibt der Versuchsaufbau von Holmes et al. (2006) zu denken. Eine Versuchsdauer von 90 Minuten scheint sehr lang, auch wenn in der Mitte 30 Minuten Stille herrscht. Es ist allerdings positiv zu vermerken, dass keiner der Probanden während der beiden Musikangebote Anzeichen von Unwohlsein zeigte.
Offensichtlich haben in den Untersuchungen oft forschungspraktische Faktoren (z. B. eine möglichst kurze Untersuchungsphase) einen großen Einfluss auf die Behandlungsplanung. Im klinischen Alltag wiederum entscheiden oft Pflegeprozess und Stellenschlüssel über die Behandlungsfrequenz oder den Behandlungszeitpunkt.

Zum Behandlungszeitpunkt wird Folgendes festgestellt: Ledger & Baker (2007) betonen die Wichtigkeit dessen, dass die Sitzungen immer zur gleichen Zeit stattfinden sollten. Da die Studie unterschiedliche Behandlungszeitpunkte für die unterschiedlichen Versuchsgruppen plant, scheint es den Forschern mehr um einen stabilen Behandlungszeitpunkt und weniger um die Tageszeit zu gehen.

Spannend wäre es, zu untersuchen, ob der frühe Nachmittag als präventive Maßnahme für die Sundowningspitze (mittleren bis später Nachmittag) der Behandlung in der Mitte des Nachmittags vorzuziehen ist oder nicht. Wenn es gelingen würde, die positiven Wirkungen auf Sundowning zu festigen und es möglich wäre, die spätnachmittägliche bzw. frühabendliche Belastungsspitze der Pflegeinstitutionen und Akutstationen in der Psychogeriatrie messbar zu brechen, wäre es einfacher, einen idealen Behandlungszeitpunkt gegenüber anderen Aktivitäten in der Tagesstruktur zu rechtfertigen und zu festigen. Die Begründung für die Behandlungsfrequenz bei Agitation mit bis zu 3 Sitzungen pro Woche fällt sehr klar aus (Brotons & Picket-Cooper 1996; Clair & Bernstein 1990; Ebberts 1994; Jennings & Vance 2002; Olderog, Millard & Smith 1989; Sambandham & Schirm 1995; Suzuki et al. 2004; Ledger & Baker 2007) und kann für die Praxis so übernommen werden. Sie ist eine der wenigen Erkenntnisse, die als gesichert angesehen werden darf.

Trotz der großen Datenmenge ist es wegen der Heterogenität der Aussagen unmöglich, eindeutigere Empfehlungen zu formulieren, als dies in der Beantwortung der Fragestellung bereits getan wurde. Die Behandlungsdauer als Untersuchungsgegenstand hat sich als weniger wichtig entpuppt, da die Dauer der Behandlung sich im klinischen Alltag am Aufenthalt auf der Akutstation oder an der Dauer des Auftretens bestimmter Symptome misst. Im Idealfall dürfte es wohl so sein, dass eine musiktherapeutische Begleitung so lange andauert, wie sie die Lebensqualität des Patienten (und ihres Umfeldes) unterstützen kann.

Die bereits erwähnte Metaanalyse von Ueda et al. (2013) macht die klare Aussage, dass eine Behandlungsdauer von weniger als drei Monaten kleine Effekte und bei länger andauernder Behandlung mittlere Effekte auf Angst und Depression zeige. Die Behandlungsfrequenz wird im Mittel auf 2–3 Termine mit einer Dauer von 30 Min. berechnet.

18.4 Fragestellung d) – Schweregrade

Wie gezeigt wurde, bleibt die Forderung nach mehr Forschung zum Einfluss des Schweregrades (Brotons et al. 1997; Koger et al. 1999; Sung & Chang 2005[8]) auch weiterhin bestehen. Die Beobachtung, dass sich fast alle Musiktherapiestudien auf mittelgradige bis schwere Demenz beziehen ist insofern logisch, als alle untersuchten Studien im stationären Umfeld durchgeführt wurden, in dem sich meist eher schwer beeinträchtigte Menschen aufhalten. Der am ausführlichsten beforschte Symptomkomplex der Hyperaktivität ist bei einer leichten Demenz zudem noch kompensierbar. Erst wenn sich die Betroffenen nicht mehr adäquat verbal ausdrücken, im Gehen und Bewegen unsicherer werden und eine Pflegesituation brauchen, werden diese Symptome zur Belastung bzw. wird die dadurch ausgelöste Belastung von Betreuenden bemerkt und therapeutisch angegangen. Bei leichter Demenz ist, abgesehen von Depressivität, noch nicht verstärkt mit BPSD zu rechnen. Kognitive psychotherapeutische Verfahren sind da noch wirkungsvoll (vgl. Livings-

[8] Eine der Publikation aus der vorliegenden Untersuchung, die das genannte Forschungsdesiderat wiederholt.

ton et al. 2005). Die Musiktherapie wird als nonverbales sensorisches Verfahren für stark eingeschränkte Patienten als geeignet beschrieben (vgl. Holmes et al. 2006; Sherratt et al. 2004).
Zu den aus den Primärstudien gewonnen Erkenntnissen ist Folgendes zu sagen: Dass die kognitiv stärkere Gruppe bei Ashida (2000) mehr Teilnahme zeigt und bei unterschiedlichen vorgegebenen Themen wie Heimat, Natur oder Liebeslieder im Ansprechen keine Unterschiede zeigt, erstaunt kaum. Interessant wäre zu untersuchen, ob sich der Gebrauch von unterschiedlichen Liedgruppen (z. B. Heimatlieder oder Kinderlieder) im Zusammenhang mit zunehmender Demenz wirklich verändert, so wie dies Muthesius et al. (2010) berichten.
Raglio & Gianelli (2009 S. 295) argumentieren generell für einen aktiven musik-therapeutischen Ansatz, weil bei mittelschwerer bis schwerer Demenz der verbale Ausdruck, den rezeptive Techniken voraussetzen, nicht mehr ausreichend zur Verfügung stehe, um an Therapiezielen zu arbeiten. Im Gegenteil könnten Emotionen dadurch getriggert werden, die von den Betroffenen nicht alleine zu bewältigen sind und so erhöhten Stress verursachen. Diese Aussage wird durch die vorliegenden Ergebnisse so jedoch nicht bestätigt. Chang et al. (2010) beschreiben allerdings einen „verzögerten Effekt" der Musikrezeption während der Mittagszeit. Es ist möglich, dass die 60 Minuten Musikrezeption die Patienten nicht entspannte, sondern dass die Situation in der Folgewoche, in der keine Musik gespielt wurde, schlicht weniger Stress ausgelöst hat.
Die Beobachtung von Holmes et al. (2006), dass interaktive Live-Musik signifikant mehr aktive Beteiligungsreaktionen auslöst als Konservenmusik und das Ergebnis bei zunehmender Demenz noch deutlicher ausfällt, regt zur Überlegung an, dass erstens die Verbindung von optischem und akustischem Eindruck (simultane Stimulation und Regulation von zwei Wahrnehmungskanälen) und zweitens der interpersonelle Kontakt wichtige Wirkfaktoren sein könnten, die bei zunehmendem Schweregrad mehr zum Tragen kommen. Inwiefern der Schweregrad die Interventionswahl beeinflusst, darüber schweigen sich die Studien gänzlich aus. Aufgrund dieser wenigen Informationen, die die Untersuchung ergab, können zwar interessante Forschungsfragen gestellt, aber noch keine Antworten generiert werden.
Dennoch soll an dieser Stelle wiederholt erwähnt werden, dass es einen eindeutigen Zusammenhang zwischen der Wahl der aktiven interaktiven Arbeit und den Effekten zu geben scheint. Eine kürzlich publiziertes Beispiel sind die Ergebnisse der qualitativ guten RCT von Sakamoto et al. (2013), welche die Wirkung rezeptiver und aktiver Methoden bei schwerer Demenz vergleichen.

18.5 Fragestellung e) – Art der Demenzerkrankung

Wie im Ergebnisteil deutlich wurde, spielt die Art der Demenzerkrankung auf die Behandlungsplanung in der musiktherapeutischen Forschung bislang offensichtlich keine Rolle, bzw. wird nicht im Detail erfasst. Dies kann am zusätzlichen Datenaufwand liegen, müsste aber als wichtige Patientenvariable eigentlich eine Selbstverständlichkeit sein und spricht nicht für die Qualität der entsprechenden Publikationen. Es wird festgestellt, dass die Forscher einen Zusammenhang zwischen der Art der Demenzerkrankung und ihrer Behandlung für zu unwichtig oder zu kompliziert erachten, als dass es sich lohnen würde, darüber nachzudenken, bzw. zu beforschen und hat für den Moment möglicherweise seine Richtigkeit. Angesichts der Tatsache, dass so viele andere Behandlungsvariablen auch noch wenig beforscht wurden, muss die Fragestellung anderen Themen Platz lassen.
Es soll jedoch erwähnt werden, dass sich drei (Svansdottir & Snaedal 2006; Guétin et al. 2009; Ledger & Baker 2007) der neun untersuchten Studien auf die Alzheimer Demenz beschränkten

und die fünf neueren Studien die Art der Demenz genau deklarieren, was darauf schließen lässt, dass sich eine Verbesserung bezüglich der Transparenz der erhobenen Daten abbildet.
Es sollte zukünftig mehr Untersuchungen zu einzelnen Demenzarten geben, wie eine musiktherapeutische Pilotstudie zu frontotemporaler Demenz (Ridder, Wigram & Ottesen 2009) hoffen lässt. Die Studie untersucht den Einfluss von Musiktherapie auf Lebensqualität, Hyperaktivität und, mit Hilfe des NPI, auch auf andere neuropsychiatrische Symptome.

Quellenverzeichnis

Der Verweis auf die jeweilige Abbildungsquelle befindet sich bei allen Abbildungen/Tabellen im Werk am Ende des Legendentextes in eckigen Klammern.

M899 Rahel Sutter, Schweiz

19 Implikationen für die Praxis

Aus der Untersuchung gehen Erkenntnisse hervor, welche neben der Feststellung der Wirksamkeit auch die Vorteile der Musiktherapie in der Demenzbehandlung hervorheben. Sie sind auch für Versorger interessant und sollen zuerst genannt werden, bevor auf die Idee eines Behandlungsmanuals und die Zusammenarbeit mit Pflegenden eingegangen wird.

- Es gibt bislang keine Belege zu negativen Effekten der Musiktherapie auf BPSD.
- Es wurden erste positive Effekte auf Pflegende (Burnoutprophylaxe, mehr Interesse am Patienten) gemessen.
- Im Gruppensetting ist Musiktherapie eher kostengünstig (bestätigt durch das aktuelle Review von Raglio et al. 2013), nicht invasiv, einfach zu implementieren und flexibel einsetzbar.
- Professioneller Musikeinsatz kann als Puffer für die akustischen Belastungen dienen, denen Menschen mit Demenz vor allem in Institutionen teilweise in recht hohem Masse ausgesetzt sind[1].
- Musiktherapie leistet einen Beitrag zur Erhöhung der Lebensqualität, verwendet den Vorteil der verbleibenden rezeptiven und expressiven musikalischen Fähigkeiten und arbeitet an deren Erhalt.
- Da Sprache nicht zwingend notwendig ist, gibt es in der Musiktherapie die Möglichkeit der therapeutischen Begleitung bis in Phasen schwerster Demenz, in der verbale Verfahren nicht mehr greifen.

19.1 Musiktherapeutische Behandlung lege artis

Im Einleitungsteil wird den Praktikern empfohlen, neu publizierte Studienergebnisse wahrzunehmen und die eigene Arbeitsweise analytisch zu fundieren, um eine gute theoretische Grundlage für die Praxis zu haben. Diese Aussage soll nochmals bekräftigt werden. Die gewonnenen Erkenntnisse reichen dafür aus, dass klinisch erfahrene Berufsleute sie umsetzen können. Das Lehrbuch von Muthesius et al. (2010) enthält als Vertiefungsmöglichkeit praxisnahe und benutzerfreundlich aufbereitete Informationen zu schweregradspezifischer Arbeit, Settingsfragen und konkreten Interventionen. Im Lehrbuch von Wosch (2013) werden neuropsychologische, psychophysiologische und psychodynamische Grundlagen und Perspektiven zum Einsatz des Singens und der Liedarbeit expliziert und auch motivationspsychologische Informationen zum Musikerleben bei Demenz mit einbezogen.

Für die Zukunft der klinischen Praxis wäre es wertvoll und konsequent, in einem nächsten Schritt ein Behandlungsmanual mit schweregradspezifischen Modulen zu geeigneten Methoden (inklusive Studiennachweisen) und Settings zu entwickeln. Dieses würde als konkrete Orientierungs- und Reflexionshilfe für die Behandlung dienen. Ob dies bezüglich der unterschiedlichen Demenzer-

[1] Interessante Ausführungen zur akustischen Belastungssituation finden sich in Muthesius et al. 2010, S. 270.

Evidenzbasierte Musiktherapie bei BPSD. http://dx.doi.org/10.1016/B978-3-437-31683-8.00019-9

krankungen auch sinnvoll ist, kann erst in einigen Jahren beurteilt werden, sofern sich die Forschung bis dahin in entsprechender Richtung entwickelt hat. Als Fundament kann beispielsweise Muthesius' Modell zu Potenzialen der Musik in unterschiedlichen Demenzphasen (siehe S. 33 f.) herangezogen werden. Weitere wertvolle Hinweise, die auch Raglio et al. (2012) stützen sind:

- persönliche aktiv durchgeführte musikalische oder musiktherapeutische Interventionen am effektivsten
- Einsatz von direkter Interaktion zwischen Therapeut und Patient am effektivsten
- besser Musiktherapie als musikalische Aktivitäten, da genauer auf Patient und dessen Möglichkeiten/Bedürfnisse abgestimmt

19.2 Einbezug von Pflegenden

Svansdottir & Snaedal (2006) nennen es eine Stärke der Musiktherapie, dass sie dazu beitragen könne, das Interesse der Pflegenden an der Betreuung ihrer Patienten zu stärken. Die Forscher stoßen den Gedanken an, dass es einen positiven Einfluss auf die hohe Fluktuation im Pflegebereich geben könnte. Auch nach Choi et al. (2009) wird es in der Musiktherapie möglich, Betreuende direkt in den therapeutischen Prozess mit einzubeziehen. Sie ist eine Chance für Angehörige und Pflegende, die ihnen anvertrauten Menschen kompetenter und lebendiger zu erleben, da verloren geglaubte Fähigkeiten reaktiviert werden.
Sung & Chang (2005) halten fest, dass das Pflegepersonal zum Einsatz „bevorzugter Musik“ geschult werden könne. Sicher ist zu unterstützen, dass das Pflegepersonal mit den Patienten auf eine Art Kontakt aufnimmt, durch die Begegnung, Selbstausdruck, emotionale oder taktile Stimulation möglich ist (Singen als geeignetes sehr direktes Mittel). Heikel wird es, wenn Musikrezeption unkritisch oder im Übermaß eingesetzt wird. Dies muss beispielsweise an der pflegewissenschaftlich orientierten Studie von Chang et al. (2010) kritisiert werden. Ein Musikprogramm während des Essens kann für bestimmte Patienten als zusätzliche Reizquelle auch zum Stressor werden, wie Raglio et al. (2012) eindeutig aufzeigen. Diesbezüglich kann das Pflegepersonal zielgerichtet geschult werden. Dazu gehört unter Umständen auch, dass wie es Muthesius et al. (2010) exemplarisch zeigen, das Sonambiente einer Akutstation oder eines Wohnbereiches in der Langzeitpflege demenzgerecht zu gestalten und das Pflegepersonal auf den Lärm, den die Arbeit mit sich bringt zu sensibilisieren.
Rio (2009) beschreibt sehr detailliert (Körperhaltung, Sprache, geeignete Lieder für den angloamerikanischen Sprachraum) und in einfacher englischer Sprache, wie Betreuende mit ihren Patienten musizieren können. Gleiches gilt auch für Hörmann & Weinbauer (2006), die dasselbe für den deutschen Sprachraum (konzentriert auf Deutschland) tun. Für die Schweiz gibt es gut sortiertes Noten- und Tonmaterial der Schweizerischen Alzheimervereinigung oder der Stiftung Pro Senectute, mit dem die Musikvorschläge Rios oder Hörmann & Weinbauers ersetzt werden können.

20 Implikationen für die weitere Forschung

Da in der Diskussion der Ergebnisse schon einige Vorschläge für weitere Forschungsprojekte zu einzelnen Symptomen formuliert sind, folgen zuerst Implikationen methodischer Natur.

Zur Forschungsmethodik öffnet sich vor allem in den Sekundärstudien ein großes Themenfeld. Fast jede spricht das Problem der unzureichenden Studienqualität der Primärstudien an. Oft fehlen Angaben zu geeigneten Teilnehmerzahlen, Länge und Menge der Musiktherapiesitzungen oder zum Therapiezeitpunkt (Sundowningphänomen) und zum Implementieren der musiktherapeutischen Behandlung. Vor allem in den älteren Studien der 1990 er Jahre wird zwar die Frequenz, nicht aber die Gesamtdauer des beobachteten Verhaltens angegeben. Für aussagekräftige Ergebnisse sind zudem eine Baseline und Vergleichswerte (Häufigkeit, Dauer des Auftretens) erforderlich, um ermitteln zu können, ob sich lediglich die Frequenz des Auftretens von BPSD verändert oder ob eine vorübergehende oder anhaltende Abnahme der Symptomatik beobachtbar ist.

Es müsste des Weiteren vermehrt größere randomisierte und kontrollierte Studien geben. Die Aussagekraft der gefundenen Ergebnisse ist wegen der kleinen Stichprobengröße oft schwach.

Sobald es die Qualität der Studien und transparent gehaltene korrekte Statistik[1] zulassen, sollten auch Effektstärken berechnet werden, weil damit besser vergleichbare Aussagen zur tatsächlichen Wirkung der musiktherapeutischen Bemühungen möglich werden (vgl. dazu Vink et al. 2009).

Zusätzlich sollten anerkannte Studien repliziert werden, um die dabei gewonnenen Erkenntnisse zu festigen. Auch Misserfolge sollten publiziert werden (Cohen-Mansfield 2004), um daraus die entsprechenden Lehren zu ziehen.

Die Reviews von Vink et al. (2009) sowie Sung & Chang (2005) beschreiben sehr ausführlich die methodische Kritik und messen ihr fast mehr Bedeutung bei, als den eigentlichen Ergebnissen der Primärstudien. Ob eine Anwendung der Cochrane-Kriterien, wie dies Vink et al. (2009) und Hermans et al. (2009) praktizieren, für Musiktherapie (und für künstlerische Therapien im Allgemeinen) wirklich sinnvoll ist, kann diskutiert werden. Schmitt & Fröhlich (2007, S. 705) stellen dies nachdrücklich in Frage und betonen, dass die Methodik nicht auf Kosten der Vernachlässigung wichtiger Inhalte geschehen dürfe. Vielleicht würde sich das Evidenzproblem im gesamten Gebiet kreativer Therapieansätze mit anderen Bewertungskriterien für Cochrane-Reviews und andere Übersichtsarbeiten entschärfen, wenn auch nicht gänzlich lösen lassen. Schmitt & Fröhlich (2007) bestätigen die Beobachtung aus der vorliegenden Untersuchung, dass die Messung von Erfolgen bei kreativen Therapieansätzen eine grundsätzlich schwierige Angelegenheit sei, weil es keine wirklich guten standardisierten veränderungssensitiven Messinstrumente gebe. Verwiesen wird auf die prozessbegleitende Evaluation über Fragebögen und qualitative und quantitative Inhaltsanalyse von Videoaufnahmen, wie dies einige der Studien auch schon im Ansatz praktizieren. Selbst entwickelte Messverfahren sind interessant, aber wenig hilfreich, um Ergebnisse miteinander vergleichen zu können und die Evidenzlage zu verbessern.

Positiv zu vermerken ist, dass die Qualität neuer Studien hinsichtlich des Evidenzlevels im Vergleich mit der ältesten berücksichtigten Studie von Ashida (2000) merklich gestiegen ist. Außer-

[1] Dies gilt insbesondere für die Qualität der darin geführten statistischen Analysen.

Evidenzbasierte Musiktherapie bei BPSD. http://dx.doi.org/10.1016/B978-3-437-31683-8.00020-5

dem zeigen die gängigen Onlinedatenbanken deutlich, dass regelmäßig neue Studien publiziert werden. Die BPSD sind ein Forschungsgebiet, in das momentan viel Geld fließt, da es ein gesundheitspolitisch wichtiges Thema ist.

20.1 Vergleiche mit anderen nonverbalen Verfahren

Eine weitere wichtige Beobachtung, die im Einleitungsteil zwar erwähnt, aber nicht genauer untersucht wird, besteht darin, dass im relativen Vergleich mit anderen künstlerischen Therapien die Musiktherapie eindeutig stärkere Evidenz erreicht[2]. Dies wird durch die an anderer Stelle bereits genannte kürzlich publizierte Metaanalyse von Ueda et al. (2013) eindeutig bestätigt und sogar damit ergänzt, dass Musiktherapie eindeutig effektiver sei als physische Aktivierung oder Reminiszenz. Aus berufspolitischer Sicht ist es lohnenswert, den Marktwert der Musiktherapie im Vergleich mit anderen nonverbalen Therapieformen genauer abzubilden. Dies ist anhand der Sekundärstudien, die neben der Musiktherapie auch andere psychosoziale Therapieverfahren prüfen, analog der vorliegenden Untersuchung absolut möglich. Dass es mehr Evidenz für Musiktherapie gibt wird in einigen Übersichtsarbeiten sogar explizit erwähnt. Es dürfte auch ermittelt werden, ob sich das Dilemma der schwer nachweisbaren Praxiserfolge, die sich in der Forschung nicht angemessen abbilden lassen, mit neueren Messmethoden wie Videoanalysen oder Herzratenvariabilitätsmessungen (vgl. dazu die qualitativ hervorragende Studie von Sakamoto et al. 2013) verbessern ließen.
Etwas befremdlich wirkt, dass bis zur Jahrtausendwende viele Publikationen ihren Untersuchungen scheinbar keine explizit formulierten Modelle zu Wirkmechanismen der Musik auf BPSD zugrunde legten. Für die Forscher ist dies wenig schmeichelhaft.
Zum Schluss folgt eine weitere Überlegung zum Vergleich mit anderen Therapieverfahren. Der Vergleich von Pharmakotherapie und Musiktherapie (Svansdottir & Snaedal 2006) ist ausstehend, scheint zumindest für den Moment ein hochgestecktes Ziel. Diese Überlegung führt aber zu einem Gedanken zurück, der in der Diskussion der Ergebnisse bereits implementiert wurde.

20.2 „Empfehlungslücken" in Behandlungsleitlinien

Es sollte verstärkt in den Empfehlungslücken der Pharmakotherapie (keine medikamentöse Empfehlung für Apathie, für Angst und enthemmtes Verhalten) geforscht werden. Neueste Publikationen wie das systematische Review von Raglio et al. (2012), der qualitativ sehr guten RCT von Sakamoto et al. (2013) und die Metaanalyse von Ueda et al. (2013) stellen alle eine klare Reduktion der Stress- und/oder Angstsymptomatik fest. Zu enthemmtem Verhalten gibt es momentan kaum Evidenz aber die gezeigten Effekte auf Apathie sind auf deutlich genug, um sie genauer zu untersuchen.

[2] Die S3-Leitlinie formuliert aufgrund fehlender Evidenz weder eine Empfehlung für Kunsttherapie, noch eine Empfehlung für Tanztherapie.

21 Fazit und Ausblick

Das Ziel der Untersuchung, einen an klinischen Interessen orientierten Querschnitt durch das aktuelle Forschungsmaterial zur Musiktherapie bei BPSD zu legen und Implikationen für die Praxis abzuleiten wurde erreicht. Die Ergebnisse, vor allem die zahlreichen Kommentare zur schlechten Studienqualität fallen teilweise ernüchternd aus, wobei die neueren Studien deutlich bessere Qualität aufweisen und 2013 die Metaanalyse von Ueda et al. möglich machten. Die bearbeitete Fragestellung öffnet ein weites Feld, bei dessen Betrachtung eine Vielzahl neuer Untersuchungsfragen aufgeworfen und gleichzeitig viele Erwartungen und Ergebnisse älterer Untersuchungen bestätigt wurden. Es wird konstatiert, dass sich die Evidenzlage stetig verbessert, das Studienvolumen qualitativ guter Untersuchungen aber noch nicht ausreichend ist.

Diese Arbeit möchte ein Appell an Versorger sein, Musiktherapie im Demenzbereich ernst zu nehmen und ihre Potentiale zu sehen und nutzen. Es gibt, wie vorher gezeigt wurde, einige Punkte, die eindeutig für den Einsatz von Musiktherapie in der Behandlung von BPSD sprechen. Nicht zuletzt sei an dieser Stelle nochmals hervorgehoben, dass es deutlich mehr Evidenz gibt als dies bei vielen anderen kreativtherapeutischen und auch anderen langjährig angewendeten psychosozialen Maßnahmen der Fall ist. Des Weiteren sollen klinisch tätige Musiktherapeuten dazu aufgefordert werden, Publikationen kritisch zu lesen. Für musiktherapeutische Ausbildungsstätten bedeutet dies auch, verstärkt forschungsmethodisches Wissen zu vermitteln, um ein adäquates Einschätzen der neuesten Forschungsresultate zu ermöglichen. Im Zuge der Evidenzbasierung ist es unumgänglich, dass sich Praktiker auf den Versuch einlassen, die Forschung zu verstehen und deren Ergebnisse bewusst in die Arbeit zu integrieren. Die besten Studienergebnisse sind nicht von Nutzen, wenn die Übersetzungsarbeit in die klinische Praxis nicht vollzogen wird. Auch wenn in der Medizin ein Trend zu ganzheitlichen Therapiekonzepten erkennbar ist, reichen für die Verbesserung der Empfehlungsgrade in Leitlinien gut durchdachte theoretische und philosophische Arbeiten nicht aus. Es gibt Anlass zu der Vermutung, dass die Musiktherapie, um zukünftig ihren entsprechenden Platz in der Demenzbehandlung zu bekommen, ein klareres methodisches Profil zeigen muss. Und da Demenzpatienten und ihre Vertreter „beste Kunden der Musiktherapie" sind, wie Muthesius et al. (2010) provokativ formulieren, gilt es diese zu halten und adäquat zu pflegen – sowohl in der Praxis als auch in der Forschung.

Über diesen teilweise kritischen und herausfordernden Gedanken sollte nicht vergessen werden, dass das generelle Urteil auch von Nichtmusiktherapeuten bzw. sogar verstärkt von Nichtmusiktherapeuten zur positiven Wirkung der Musiktherapie Perspektiven eröffnet. Sie ist definitiv eine Unterstützung im Umgang mit BPSD. Die unterschiedlichen Berufsdisziplinen sind sich darüber einig, dass Musiktherapie aus ethischen Gesichtspunkten ohne Frage wünschenswert ist. Mangelnde Evidenz bedeutet nicht mangelnde Wirksamkeit. Es ist notwendig, weiterhin Effekte zu untersuchen und im Rahmen eines Behandlungsmanuals oder international anerkannten Konzeptes zu verankern. Dass Musiktherapie bezüglich der Evidenz trotzdem bedeutungsvolle Ergebnisse aufweist, sollte an dieser Stelle noch einmal erwähnt werden. Die Musiktherapieforschung sollte sich bezüglich der Studienqualität nach der Psychotherapieforschung ausrichten, um nach zukünftigen Leitlinien eine „Sollte"-Empfehlung zu erhalten. Nur so ist ein Platz in der Demenzbehandlung längerfristig zu bewahren oder, wie es aufgrund der vorliegenden Ergebnisse indiziert scheint, sogar auszubauen.

Evidenzbasierte Musiktherapie bei BPSD. http://dx.doi.org/10.1016/B978-3-437-31683-8.00021-7

Literaturverzeichnis

Aalten, P., Verhey, F. R., Boziki, M., Brugnolo, A., Bullock, R. & Robert, P. H. (2008). Consistency of neuropsychiatric syndromes across dementias: results from the European Alzheimer Disease Consortium. Part II. *Dementia and Geriatric Cognitive Disorders 25* (1), 1–8.

Adler, F. (2013). Neuropsychologische Aspekte im Erinnern vertrauter Lieder bei

Menschen mit Alzheimer-Demenz. In: Wosch, T. (Hrsg). *Musik und Alter in Therapie und Pflege.* Stuttgart: Kohlhammer. 32–43.

Aldridge, D. (2003). Music therapy world. *Musiktherapie in der Behandlung von Demenz.* Norderstedt: Books on demand GmbH.

Aldridge, D. (2000). *Music Therapy in Dementia Care.* Gateshead: Arthenaeum Press.

Aldridge, D. (1994). Alzheimer's disease: rhythm, timing and music as therapy. *Biomedical Pharmacotherapy, 48* (7), 275–281.

Aldridge, D. & Aldridge, G. (1992). Two epistemiologies: Music Therapy and Medicine in the Treatment of Dementia. *Arts Psychotherapy, 19* (4) 243–255.

Argstatter, H., Hillecke, T. K., Bradt, J. & Dileo, Ch. (2007). Der Stand der Wirksamkeitsforschung – Ein systematisches Review musiktherapeutischer Meta-Analysen. *Verhaltenstherapie und Verhaltensmedizin, 28* (1), 39–61.

Ashida, S. (2000). The Effect of Reminiscence Music Therapy Sessions on Changes in Depression Symptoms in Elderly Persons with Dementia. *Journal of Music Therapy, 37* (3), 170–182.

Ballard, C., O'Brien, J., James, I. & Swann, A. (2001). *Dementia: management of behavioural and psychological symptoms.* New York: Oxford University Press.

Beer, K. (2009). *Vaskuläre Demenzen. Diagnostik und Therapeutische Optionen.* (On-line) Available: http://www.neurowil.ch/cmseditor/my_documents/my_files/Vaskulaere_Demenzen.pdf, zugegriffen am 27.4.2014.

Berger, G., Bernhardt, T., Schramm U., Müller, R., Landsiedel-Anders, S., Peters, J., Kratzsch, T. & Frölich, L. (2004). No effects of a combination of caregiver support group and memory training/music therapy in dementia patients from a memory clinic population. *International Journal of Geriatric Psychiatry, 19* (3), 223–231.

Beyer-Kellermann, H. & Muthesius, D. (2002). „Oh du liebes Altersheim: satt-sauber-sediert, – aber taktlos?". In: Deutsche Gesellschaft für Musiktherapie (Hrsg.) *Tagungsdokumentation „Indikation ... und was dann?".* Berlin: DGMT. 17–22.

Bickel, H. (2005). Epidemiologie und Gesundheitsökonomie. In: Walesch, C. W. & Förstl, H. (Hrsg.). *Demenzen.* Stuttgart: Thieme. 1–15.

Bowlby-Sifton, C. (2004). *Das Demenzbuch – Ein „Wegbegleiter" für Angehörige, Pflegende und Aktivierungstherapeuten.* Deutschsprachige Ausgabe, Rüsing, D. (Hrsg.). Bern: Hans Huber.

Breitinger, R. (2001). *Leitlinien zum Singen und Musizieren mit dementiell erkrankten Altenpflegeheimbewohnern.* (On-line) Available: http://www.pflegethemen.de/musik/altenpflege2.html, zugegriffen am 16.4.2011.

Brodaty, H., Draper, B. M. & Low, L. F. (2003). Behavioural and psychological symptoms of dementia: a seven-tiered model of service delivery. *Medical Journal of Australia, 178* (1), 223–231.

Brotons, M. (2000). Literaturüberblick zum Thema Musiktherapie bei Menschen mit dementiellen Erkrankungen. In: Aldridge, D. (Hrsg.) *Musiktherapie in der Behandlung von Demenz.* London: Jessica Kinsley Publishers.

Brotons, M. & Marti, P. (2003). Music therapy with Alzheimer's patients and their family caregivers: a pilot project. *Journal of Music Therapy, 40* (2), 138–150.

Brotons, M., Koger, S. & Pickett-Cooper, P. (1997). Music and dementias: A review of literature. *Journal of Music Therapy, 34* (4), 204–245.

Brotons, M. & Pickett-Cooper, P. K. (1996). The effects of music therapy intervention on agitation behaviours of Alzheimer's disease patients. *Journal of Music Therapy, 33* (1), 2–18.

Brotons, M. & Pickett-Cooper, P. K. (1994). Perference of Alzheimers's disease patients for music activities: Singing, instruments, damce/movements, games, and composition/improvisations. *Journal of Music Therapy, 31* (3), 220–233.

Bruer, R. A., Spitznagel, E. & Cloninger, C. R. (2007). The temporal limits of cognitive change from music therapy in elderly persons with dementia or dementialik-like cognitive impairment : a randomized controlled trial. *Journal of Music Therapy, 44* (4), 308–328.

Bruscia, K. E. (1987). *Improvisational Models of Music Therapy.* Springfielf,IL: Charles C. Thomas Publications.

Casby, J. A. & Holm, M. B. (1994). The effect of music on repetitive disruptive vocalisations of persons with dementia. *American Journal of Occupational Therapy, 48* (10), 883–889.

Chang, F., Huang, H., Lin, K. & Lin, L. (2010). The effect of a music programme during lunchtime on the problem behaviour of the older residents with dementia at an institution in Taiwan. *Journal of Clinical Nursing, 19* (7/8), 939–948.

Choi, A., Lee, M., Cheong, K. & Lee, J. (2009). Effects of group music intervention on behavioral and psychological symptoms in patients with dementia: A pilot-controlled trial. *International Journal of Neuroscience, 119* (4), 471–481.

Christie, M. E. (1995). The influence of a highly participatory peer on motivating group behaviors of lower functioning persons who have probable Alzheimer's type dementia: A feasibility study. *Music Therapy Perspectives, 13* (2), 87–90.

Clair, A. A. & Bernstein, B. (1994). The effect of no music, stimulative background music and sedative background music on agitated behaviours in persons with severe dementia. *Activities, Adaptation and Aging, 19* (1), 61–70.

Clair, A. A. & Bernstein, B. (1990). A comparison of singing, vibrotactile and non-vibrotactile instrumental playing responses in severly regressed persons with dementia of Alzheimer's type. Journal of Music Therapy, 27, (3), 119–123.

Clarke, M. E., Lipe, A. W. & Bilbrey, M. (1998). Use of music to decrease aggressive behaviours in people with dementia. Journal of Gerontological Nursing, 24 (7), 10–17.

Cohen-Mansfield, J. (2004). Nonpharmacologic Interventions for Inapropriate Behaviors in Dementia: A Review, Summary and Critique. *The Journal of Lifelong Learning in Psychiatry, 2* (2), 288–308.

Cohen-Mansfield, J. (1996). Conceptualization of agitation: results based on the Cohen-Mansfield Agitation Inventory and the Agitation Behavior Mapping Instrument. International Psychogeriatrics, *8* (3) 309–315; Discussion 351–354.

Demenz-Report. (2011). Berlin Institut für Bevölkerung und Entwicklung. Untertitel: Wie sich die Regionen in Deutschland, Österreich und der Schweiz auf die Alterung der Gesellschaft vorbereiten können. (Online) Available: http://www.berlin-institut.org/fileadmin/user_upload/Demenz/Demenz_online.pdf, zugegriffen am 16.3.2014.

Denney, A. (1997). Quiet music: An intervention for mealtime agitation? *Journal of Gerontological Nursing 123* (1), 16–23.

Deutsche Gesellschaft für Allgemeinmedizin und Familienmedizin (DEGAM) (2008). *Demenz DEGAM-Leitlinie Nr. 12.* (On-line) Available: http://www.degam.de/files/Inhalte/Leitlinien-Inhalte/Dokumente/DEGAM-S3-Leitlinien/LL-12_Langfassung_TJ_03_korr_01.pdf, zugegriffen am 27.4.2014.

Deutsche Gesellschaft für Psychiatrie und Psychotherapie und Nervenheilkunde (DGPPN), Deutsche Gesellschaft für Neurologie (DGN) und Deutsche Alzheimer Gesellschaft e. V. (2009a). *S3-Leitlinie Demenzen Kurzversion.* (On-line] Available: http://www.dgppn.de/fileadmin/user_upload/_medien/download/pdf/kurzversion-leitlinien/s3-leitlinie-demenz-kf.pdf, zugegriffen am 4.4.2014.

Deutsche Gesellschaft für Psychiatrie und Psychotherapie und Neurologie (DGPPN), Deutsche Gesellschaft für Neurologie (DGN) und Deutsche Alzheimer Gesellschaft e. V. (2009b). *S3-Leitlinie Demenzen.* (On-line) Available: http://www.dggpp.de/documents/s3-leitlinie-demenz-kf.pdf, zugegriffen am 4.4.2014.

Drews, A. K. (2003). Musiktherapie auf einer gerontopsychiatrischen Station Beurteilung der Patienten während der Musiktherapie und im Stationsalltag. Inaugural Dissertation http://tobias-lib.uni-tuebingen.de/volltexte/2003/851/pdf/Dissertation_tobias.pdf, zugegriffen am 28.4.2014.

Ebberts, A. G. (1994). *The effects of three types of music therapy interventions with persons diagnosed with probable dementia of the Alzheimer's type who display agitated behaviours.* Unpublished masters thesis, University of Kansas.

Fischer-Terworth, Ch., Probst, P., Glanzmann, P. & Knorr, C. C. (2008) – Psychologische Interventionen bei dementiellen Erkrankungen: Eine evaluative Literaturstudie. Zeitschrift für Psychiatrie, Psychologie und Psychotherapie, 57 (1). 1–20.

Fischer-Terworth, Ch. (2010). *Evaluation einer TEACCH-basierten psychologischen Intervention bei leichter bis mittlerer Demenz – eine kontrollierte Studie. Dissertation Universität Hamburg* (On-line) Available: http://www.sub.uni-hamburg.de/opus/volltexte/2010/4561/pdf/Fischer-Terworth-dissertation.pdf, zugegriffen am 27.4.2014.

Fitzgerald-Cloutier, M. (1993). The use of music therapy to decrease wandering: An alternative to restraints. *Music Therapy Perspectives, 11* (1), 32–36.

Gardiner, J. C., Furois, M., Tansley, D. P. & Morgan, B. (2000). Music therapy and reading as intervention strategies for disruptive behavior in dementia. *Clinical Gerontology, 22* (1), 31–46.

Garland, K., Beer, E., Eppingstall, B. & O'Connor, D. (2007). A Comparison of Two Treatment of Agitated Behavior in Nursing Home Residents With Dementia: Simulated Family Presence and Preferred Music. *American Journal of Geriatric Psychiatry, 15* (6), 514–521.

Gerdner, L. A. (2000). Effects of individualized versus cassical "relaxation" music on the frequency of agitation in elderly persons with Alzheimer's disease and related disorders. *International Psychogeriatrics 12* (1), 49–66.

Gerdner, L. A. & Swanson, E. (1993). Effects of individualized music on confused and agitated elderly people. *Archives of Psychiatric Nursing, 7* (5), 284–291.

Goddaer, J. & Abraham, I. L. (1994). Effects of relaxing music on agitation during meals among nursing home residents with severe cognitive impairment. *Archives of Psychiatric Nursing, 8* (3), 150–158.

Goodall, D. & Etters, L. (2005). The Therapeutic Use of Music on Agitated Behavior in Those With Dementia. *Holistic Nursing Practice, 19* (6), 258–262.

Groene, R. W. (1993). Effectiveness of music therapy 1:1 intervention with individuals having senile dementia of the Alzheimer's type. *Journal of Music Therapy, 30* (3), 138–157.

Groene, R. , Zapchenk, S., Marble, G. & Kantar, S. (1998). The effect of therapist and activity characteristics on the purposeful responses of probable Alzheimer's disease participants. *Journal of Music Therapy, 35* (2), 119–136.

Grümme, R. (1997). *Situation und Perspektive der Musiktherapie mit dementiell Erkrankten.* Regensburg: Deutsches Zentrum für Alternsfragen e. V.

Guétin, S., Portet, F., Picot, M. C., Pommié, C. & Touchon, J. (2009). Effect of music therapy on anxiety and depression in patients with Alzheimer's type dementia: randomised, controlled study. *Dementia and Geriatric Disorders, 28* (1), 36–46.

Hall, G. & Buckwalter, K. (1987). Progressive lowered stress thershold: a conceptual model for care of adults with Alzheimer's disease. *Archives of Psychiatric Nursing 1* (16), 399–406.

Hampel, H., Graz, Ch. & Möller, H. J. (2005). Pharmakotherapie der Demenzen. In: Walesch, C. W. & Förstl, H. (Hrsg.). *Demenzen.* Stuttgart: Thieme. 274–290.

Hanson, N., Gfeller, K., Woodworth, G., Swanson, E. A. & Garand, L. (1996). A comparison of the effectiveness of differing types and difficulty of music activities in programming for older adults with Alzheimer's disease and related disorders. *Journal of Music Therapy, 23* (2), 93–123.

Hennessey, M. J. (1986). Music therapy. In: Brunside, I. M. (Hrsg.). *Working with the elderly: Group process and techniques.* Boston: Jones and Barlett Publishers. 192–202.

Hermans, D., Htai, U. H. & Cooley, S. J. (2009). Non-pharmacological interventions for wandering of people with dementia in domestic setting. *Cochrane Database of Systematic Reviews* (4). The Cochrane Collaboration. Published by John Wiley & Sons, Ltd.

Hersch, E. C. & Falzgraf, S. (2007). Management of the behavioural and psychological symptoms of dementia. *Clinical Interventions in Aging, 2* (4), 611–621.

Hillecke, T. & Dulger A. (2007). Was ist evidenzbasiert? Der Begriff Evidenzbasierung in der Musiktherapie. *Musiktherapeutische Umschau, 28* (2), 171–176.

Hörmann, B. & Weinbauer, B. (2006). *Musizieren mit dementen Menschen – Ratgeber für Angehörige und Pflegende.* München: Ernst Reinhardt Verlag.

Holmes, C., Knights, A., Dean, C., Hodkinson, S. & Hopkins, V. (2006). Keep music live: music and the alleviation of apathy in dementia subjects. *International Psychogeriatrics, 18* (4), 623–630.

ICD-10-GM (2014). Systematisches Verzeichnis Internationale statistische Klassifikation der Krankheiten und verwandter Gesundheitsprobleme, 10. Revision – German Modification. (On-line) Available: http://www.icd-code.de/icd/code/F00-F99.html, zugegriffen am 27.4.2014.

International Psychogeriatric Association (IPA). (2002). *Behavioural and Psychological Symptoms of Dementia – Educational Pack.* (On-line) Available: http://www.ipa-online.org/ipaonlinev3/ipaprograms/bpsdarchives/bpsdrev/2BPSDfinal.pdf, zugegriffen am 17.9.2012.

Jennings, B. & Vance, D. (2002). The short-term effects of music therapy on different types of agitation in adults with Alzheimer's. *Acitivties, Adaptation and Aging, 26* (4), 27–33.

Jonas-Simpson, C. & Mitchell, G. J. (2005). Giving Voice to Expressions of Quality of Life for Persons Living With Dementia rough Story, Music and Art. *Alzheimer's Care Quality, 6* (1), 52–61.

Kastner, U. & Löbach, R. (2007). *Handbuch Demenz.* München: Elsevier – Urban und Fischer.

Kemper, K. J. & Danhauer, S. C. (2005). Music as therapy. *Southern Medical Association, 98* (3), 282–288.

Kitwood, T. (1997). Dementia reconsidered: the person comes first. Buckingham: Open University Press.

Koger S. M. & Brotons, M. (2000). Music therapy for dementia symptoms. *Cochrane Database Systematic Reviews,* 2–3 Art. No.CD001121.

Koger, S. M., Chapin, K. & Brotons, M. (1999). Is music therapy an effective intervention for dementia? A meta-analytic review of literature. *Journal of Music Therapy, 36* (1), 2–15.

Koss, E., Weiner, M., Ernesto, C., Cohen-Mansfiel, J., Ferris, S. & Grundman, M. (1997). Assessing patterns of agitation in Alzheimer's disease patients with the Cohen-Mansfield Agitation Inventory. *Alzheimers's Disease and Associated Disorders, 11* (2). 45–50.

Kverno, K. S., Black, B. S., Nolan, M. T. & Rabins, P. V. (2009). Research on treating neuropsychiatric symptoms of advanced dementia with non-pharmacological strategies, 1998–2008: a systematic literature review. *International Psychogeriatrics. 21* (5), 825–43.

Lavretsky, H. (2008). Neuropsychiatric Symptoms in Alzheimer Disease and Related Disorders: Why Do Treatments Work in Clinical Practice but Not in the Randomized Trials? *American Journal of Geriatric Psychiatry 16* (7), 523–527.

Lay, H-L. & Good, M. (2005). Music improves sleep quality in older adults. *Journal of Advanced Nursing, 49* (3), 234–244.

Ledger, A. & Baker, F. (2007). An investigation of long-term effects of group music therapy on agitation levels of people with Alzheimer's Disease. *Aging & Mental Health, 11* (3), 330–338.

Lesta, B. & Petocz, P. (2006). *Familiar group singing: Adressing mood and social behavior of residents with dementia displaying sundowing.* (On-line) Available: http://www.austmta.org.au/wp/wp-content/uploads/lestapetocz_ajmtvol17.pdf, zugegriffen am 13.8.2013.

Levin, Y. I. (1998) "Music of the brain" in the treatment of patients with insomnia. *Neuroscience & Behavioural Physilogy, 28* (3), 330–335.

Lippin, R. A. & Micozzi, M. S. (2006). Arts therapy. In: Micozzi, M. S. (Hrsg.). *Fundamentals of Complementary and Integrative Medicine.* St. Louis: Saunders Elsevier. 332–350.

Livingston, G., Johnston, K., Katona, C., Paton J. & Lyketsos, G., (2005). Old Age Task Force of the World Federation of Biological Psychiatry Systematic Review of Psychological Approaches to the Management of Neuropsychiatric Symptoms of Dementia. *American Journal of Psychiatry, 162* (11), 1,996–2,021.

Lord, T. R. & Garner, J. E. (1993). Effects of music on Alzheimer Patients. *Perceptual and Motor Skills, 76* (2), 451–455.

Lou, M. F. (2001). The use of music to decrease agitated behaviour of the demented elderly: the state of the science. *Scandinavian Journal of Caring Science,* (15), 165–173.

Mayring, P. (2002). *Einführung in die Qualitative Sozialforschung.* Weinheim: Beltz Verlag.

Martin, M. & Schelling, H. R. (2005). *Demenz in Schlüsselbegriffen. Grundlagen und Praxis für Praktiker, Betroffene und deren Angehörige.* Bern: Huber.

Mc Cullagh, P. J., Carswell, W. & Augusto, J. C. (2009). *State of the Art on night time care of people with dementia.* (On-line) Available: http://www.eis.mdx.ac.uk/staffpages/juanaugusto/McCullaghEtAl2009.pdf, zugegriffen am 27.4.2014.

Monsch, A. , Hermlin, M. , Kressig, R. W. & Fisch, H-P. (2008). Konsensus zur Diagnostik und Betreuung von Demenzkranken in der Schweiz. *Schweizer Medizinisches Forum, 8* (8), 144–149.

Moser, H. (2008). *Instrumentenkoffer für die Praxisforschung – eine Einführung.* Ettenheim: Verlag Pestalozzianum an der Pädagogischen Hochschule und Lambertus Verlag.

Muthesius, D. & Beyer-Kellermann, H. (1999). *Indikationskatalog für Musiktherapie mit chronisch und chronisch-psychisch erkrankten alten und älteren Menschen.* Reihe: Beiträge zur Musiktherapie, Nr. 450. Berlin: Deutsche Gesellschaft für Musiktherapie.

Muthesius, D., Sonntag, J., Warme, B. & Falk, M. (2010). *Musik – Demenz – Begegnung: Musiktherapie für Menschen mit Demenz.* Frankfurt am Main: Mabuse-Verlag.

Müller-Schwarz, A. (1997). Musiktherapie mit Demenzkranken. In: Hirsch, R. D. (Hrsg.), *Psychotherapie bei Demenzen.* Darmstadt: Steinkopf. 159–166.

Nugent, N. (2000). *The effects of live versus taped preferred songs on individuals with dementia of the Alzheimer's type displaying agitated behaviours.* Unpublished master's thesis, University of Melbourne, Australia.

Olderog-Millard, K. A. & Smith, J. M. (1989). The influence of group singing therapy on the behaviour of Alzheimer's disease patients. *Journal of Music Therapy, 26* (2), 58–70.

Pachetti, C., Mancini, F., Aglieri, R., Fundaro, C., Martignoni, E. & Mappi, G. (2000). Active music therapy in Parkinson's disease: an integrative method for motor and emotional rehabilitation. Psychosomatic Medicine, 62 (3), 386–393.

Pollack, N. & Namazi, K. (1992). The effect of music participation on the social behaviour of Alzheimer's disease patients. *Journal of Music Therapy, 29* (1), 54–67.

Prickett, C. A. & Moore, R. S. (1991). The use of music to aid memory of Alzheimer's patients. *Journal of Music Therapy, 22* (2), 101–110.

Prince, M. & Jackson, J. (2009). *Weltalzheimerbericht Kurzfassung. Alzheimer's Disease International:* The International Federation of Alzheimer's Disease and Related Disorders Societies Inc. (On-line) Available http://www.alz.co.uk/research/files/WorldAlzheimerReport.pdf, zugegriffen am 27.4.2014.

Prince, M., Prina, M. & Guerchet, A. (2013). *World Alzheimer Report. Alzheimer's Disease International:* The International Federation of Alzheimer's Disease and Related Disorders Societies Inc. (On-line) Available: http://www.alz.co.uk/research/WorldAlzheimerReport2013.pdf, zugegriffen am 16.3.2013.

Psota, G. (2008). Psychiatrische Problemstellungen bei Demenzkrankheiten. Individuell eingesetzt, zeigen moderne Antidementiva bei BPSD günstige Effekte. *Focus Neurogeriatrie, 2* (1), 7–8.

Raglio, A., Bellelli, G., Mazzola, P., Bellandi, D., Giovagnoli, A.R., Farina, E., Stramba-Badiale, M., Gentile, S., Gianelli, M. V., Ubezio, M.C., Zanetti, O. & Trabucchi, M. (2012). Music, music therapy and dementia: a review of literature and the recommendations of the Italian Psychogeriatric Association. Maturitas, 72 (4), 305–10.

Raglio, A. & Gianelli, M. V. (2009). Music Therapy for Individuals with Dementia: Areas of Interventions and Research Perspectives. *Current Alzheimer Reasearch, 6* (3), 293–301.

Raglio, A., Bellelli, G., Traficante, D., Gianotti, M., Ubezio, M. C., Villani, D. & Trabucchi, M. (2008). Efficacy of music therapy in the treatment of behavioral and psychiatric symptoms of dementia. *Alzheimer Disease and Associated Disorders, 22* (2), 158–162.

Ragneskong, H., Asplund, K., Kihlgren, M. & Norberg, A. (2001). Individual music played for patients with dementia: analysis of video recorded sessions. *International Journal of Nusing Practice 7* (3) 146–155.

Rainer, M. & Krüger-Rainer, Ch. (2009). *Verhaltensstörungen bei Demenzpatienten. Welche Alternativen gibt es zur Behandlung mit atypischen Antipsychotika.* (On-line) Available: http://www.mediziner.at/content/publikationen/123617666 423.pdf, zugegriffen am 20.7.2013.

Remington, R. (2002). Calming music and hand massage with agitated elderly. *Nursing Research, 51* (5), 317–325.

Ridder, H. M (2013). Singen in der Musiktherapie mit Menschen mit Demenz Neuropsychologische, psychophysiologische und psychodynamische Grundlagen und Perspektiven. Wosch, T. (Hrsg). Musik und Alter in Therapie und Pflege. Stuttgart: Kohlhammer. 44–64.

Ridder, H. M. (2003). *Singing dialogue: Music therapy with persons in advanced stages of dementia, a case study research design.* Unpublished PhD thesis, Aalborg University, Aalborg.

Ridder, H. M. & Wigram, T. & Ottesen, A. M. (2009). Designing a Research Protocol – Music Therapy and Frontotemporal Dementia. Nordic Journal of Music Therapy, 13 (1), 20–32.

Riepe, M. (2008). Therapie von Verhaltensstörungen bei Demenz. *Der Neurologe und Psychiater, 11* (8), 37–41.

Rio, R. (2009). *Connecting trough music with people with Dementia – A Guide for Caregivers.* London: Jessica Kingsley Publishers.

Rio, R. (2002). Improvisation with the elderly: Moving from creative activities to process-oriented therapy. *The Arts in Psychotherapy, 29* (2),191–201.

Robinson, L., Hutchings, D., Dickinson, L. C., Beyer, F., Finch, T., Hughes, A. V., Ballard, C. & Bond, J. (2007). Effectiveness and acceptability to reduce wandering in dementia: a systematic review. *International Journal of Geriatric Pychiatry, 22* (1), 9–22.

Romero, B. (2005). Nichtmedikamentöse Therapie. In: Walesch, C. W. & Förstl, H. (Hrsg.). *Demenzen.* Stuttgart: Thieme. 291–301.

Sakamoto, M., Ando, H. &Tsutou, A. (2013). Comparing the effects of different individualized music interventions for elderly individuals with severe dementia. *International Psychogeriatrics 25* (5), 775–784.

Sambandham, M. & Schirm, V. (1995). Music as a nursing intervention for residents with Alzheimer's disease in long-term care. *Geriatric Nursing, 16* (2), 79–83.

Sass, H., Wittchen, H. U., Zaudig, M. & Houben, I. (2003). *Diagnostisches und Statistisches Manual Psychischer Störungen – Textrevision – DSM-IV-TR.* Bern: Hans Huber.

Schaub, R. T. & Freyberger, H. J. (2005). Diagnostik und Klassifikation von Demenz. In: Walesch, C. W. & Förstl, H. (Hrsg.). *Demenzen.* Stuttgart: Thieme. 1–15.

Schmitt, B. & Fröhlich, L. (2007). Kreative Therapieansätze in der Behandlung von Demenzen – Eine systematische Übersicht. *Fortschritte der Neurologie Psychiatrie, 75* (12), 699–707.

Schumacher, K. & Calvet, C. (2007). The „AQR-Instrument" – An Observation Instrument to Assess the Quality of a Relationship. In: Wosch, T & Wigram, T. (Hrsg.). *Microanalysis of Music Therapy – Methods, Techniques and Applications for Clinicians, Researchers, Educators and Students.* London: Jessica Kingsley Publishers.

Sherratt, K., Thornton, A. & Hatton, C. (2004). Music interventions for people with dementia: a review of the literature. *Aging & Mental Health, 8* (1), 3–12.

Silber, F., & Hes, J. (1995). The use of songwriting with patients diagnosed with Alzheimer's disease. *Music Therapy Perspectives 13* (1), 31–34.

Sixsmith, A. & Gibons, G. (2007). Music and the wellbeing of people with dementia. *Ageing and Society, 27* (3), 127–145.

Smeijsters, H. (1997). Musiktherapie bei Alzheimerpatienten – Eine Meta-Analyse von Forschungsergebnissen. *Musiktherapeutische Umschau, 18* (4), 268–283.

Sonntag, J. P. (2005a). Akustische Lebensräume in Hörweite der Musiktherapie. Über das Sonambiente stationärer Betreuung von Menschen mit Demenz. *Musiktherapeutische Umschau, 26* (3), 42–53.

Sonntag, J. P., Hennings, U., Schmidt, H.-U. & Müller-Thomsen, T. (2005b). Vom Suchen und Finden: musiktherapeutische Handlungsformen und deren Beobachtung in einer prozessorientierten geführten ambulanten Gruppenmusiktherapie bei Patienten mit Alzheimer Demenz. In: Berufverband der Musiktherapeutinnen und Musiktherapeuten in Deutschland e. V. (Hrsg.). *Jahrbuch Musiktherapie, 1: Forschung und Entwicklung,* Wiesbaden: Reichert Verlag. 41–57.

Stoppe, G. & Maeck, L. (2007). Therapie von Verhaltensstörungen bei Menschen mit Demenz. *Zeitschrift für Gerontologie und -psychiatrie, 20(1),* 53–58.

Studer, A. (2009). *Wenn die Demenz fortschreitet – Neuropsychiatrische Symptome prägen das Bild.* (On-line) Available: http://www.felixplatterspital.ch/de/aerzte/fortbildungsbeitraege/, zugegriffen am 4.4.2014.

Sung, H. C. & Chang, A. M. (2005). Use of preferred music to decrease agitated behaviours in older people with dementia: a review of the literature. *Journal of Clinical Nursing, 14* (9), 1,133–1,140.

Sung, H. C., Chan, S., Lee, W. & Lee. M. (2006). The effect of group music with movement intervention in agitated behaviours of institutionalized elders with dementia in Taiwan. *Complementary Therapies in Medicine, 14* (2), 113–119.

Suzuki, M., Kanamori, M., Nagasawa, S., Tokiko, I. & Takayuki, S. (2007). Music therapy-induced changes in behavioural evaluation, and salvia chromogranin A and immunoglobulin A concentrations in elderly patients with senile dementia. *Geriatric and Gerontology International, 7* (1), 61–71.

Suzuki, M., Kanamori, M., Watanabe, M., Nagasawa, S., Kojima, E., Ooshiro, H. (2004). Behavioral and endocrinological evaluation of music therapy for elderly patients with dementia. *Nursing and Health Sciences, 6* (1), 11–18.

Suzuki, M., Kanamori, M., Watanabe, M., Nagasawa, S., Kojima, E., Ooshiro, H. & Nakahara, D. (2004). Behavioral and endocrinological evaluation of music therapy for elderly patients with dementia. *Nursing and Health Sciences, 6* (1), 11–8.

Svansdottir, H. B. & Snaedal, J. (2006). Music therapy in moderate and severe dementia of Alzheimer's type: a case-control study. *International Psychogeriatrics, 18* (4), 613–621.

Tabloski, P. A., McKinnon-Howe, L. & Remington, R. (1995). Effects of calming music on the level of agitation in cognitively impaired nursing home residents. *The American Journal of Alzheimer's Care and Related Disorders & Research, 10* (1), 10–15.

Thomas, D. W., Heitman, R. J. & Alexander, T. (1997). The effects of music on bathing co-operation for residents with dementia. *Journal of Music Therapy, 34* (4), 246–259.

Tomaino, C. M. (2000). Working with images and recollection with elderly patients. In: Aldridge, D. (Hrsg.). *Music Therapy in Dementia Care.* London: Jessica Kingsley Publishers. 195–211.

Tüpker, R. (2001). Musiktherapeutische Konzepte mit alten Menschen. In: Tüpker, R., Wickel, H. H. (Hrsg.). *Musik bis ins hohe Alter. Fortführung, Neubeginn, Therapie.* Münster: LIT-Verlag. 143–155.

Ueda, T., Suzukamo, Y., Sato, M. & Izumi, S.I. (2013). Effects of music therapy on behavioral and psychological symptoms of dementia: A systematic review and meta-analysis; Ageing Res Rev. 2013 Mar 16;12(2), 628-641.

Van De Winckle, A., Feys, H., De Weerdt, W., & Dom, R. (2004). Cognitive and behavioural effects of music-based exercises in patients with dementia. *Clinical Rehabilitation, 18* (3). 253–260.

Vink, A. C., Birks J. S., Bruinsma, M. S. & Scholten, R. J. (2009). Intervention Review – Music therapy for people with dementia. *The Cochrane Database of Systematic Reviews,* (1). Art. No. CD003477.

Vink, A. C., Birks, J. S., Bruinsma, M. S. & Scholten, R. J. (2003). Intervention Review – Music therapy for people with dementia. *Cochrane Database of Systematic Reviews,* (4) Art. No.: CD003477. DOI: 10.1002/14651858. CD003477.pub2.

Vink, A. C. (2000). Unruhe bei alten Demenzpatienten und der potentielle Nutzen von Musiktherapie. In: Aldridge, D. (Hrsg.). *Musiktherapie in der Behandlung von Demenz.* 75–89.

Wall, M. & Duffy A. (2010). The effects of music therapy for older people with dementia. British Journal of Nursing, *19* (2), 108–113.

Warme, B. (2007). Musiktherapie als Gruppenpsychotherapie für mit an Demenz erkrankten Menschen – Darstellung relevanter Improvisationstechniken. *Musiktherapeutische Umschau, 28* (4), 329–339.

Watson R. & Green S. M. (2006) Feeding and Dementia: a systematic literature review. *Journal of Advanced Nursing, 54* (1), 86–93.

Weyerer, S., Schäufele, M. & Hendlmaier, I. (2005). A comparison of special and traditional inpatient care of people with dementia. *Festschrift für Gerontologie und Geriatrie, 38* (2), 85–94.

Witzke, J., Rhone, R. A., Backhaus, D. & Shaver, N. A. (2008). How sweet the sound – Research evidence for the use of music in Alzheimer's dementia. *Journal of gerontological nursing, 34* (10), 42–52.

Wojnar, J. (2005). Bedeutung von Musik für die Lebensqualität von Menschen mit Demenz. In: Deutsche Gesellschaft für Musiktherapie (Hrsg.) *Balsam für die Seele: Hausmusik. Verbesserung der häuslichen Pflegesituation gerontopsychiatrischer Patienten unter Einsatz von Musiktherapie,* Köln: Kuratorium Deutsche Altershilfe.

Wolf, R. (2006). Klassifikation der Demenz – Eine Übersichtsarbeit über Einzelsysteme, Abgrenzung und Formen der Demenz. Neurologie 2, 41–47.

World Alzheimer Report (20013). (On-line) Available: http://www.alz.co.uk/research/world-report-2013, zugegriffen am 15.3.2014.

Wosch, T. (2013). Wirkungsstudien zu und Wirkelemente von Musiktherapie bei Demenz. Wosch, T. (Hrsg). *Musik und Alter in Therapie und Pflege.* Stuttgart: Kohlhammer. 24–31.

Ziv, N., Granot, A., Hai, S., Dassa, A. & Haimov, I. (2007). The Effect of Background Stimulative Music on Behavior in Alzheimer's Patients. *Journal of Music Therapy. 44* (4), 329–343.

Kolibri 360 GmbH
Ferdinand-Jühlke-Straße 7
99095 Erfurt, Deutschland
produktsicherheit@kolibri360.de